LES CAUSES
DE LA GRAVELLE

ET

DE LA PIERRE

ÉTUDIÉES A CONTREXÉVILLE

PENDANT NEUF ANNÉES DE PRATIQUE MÉDICALE

PAR

LE Dr DEBOUT D'ESTRÉES

Médecin inspecteur des eaux de Contrexéville,
Membre de la Société d'hydrologie médicale de Paris
Membre de la Société de médecine pratique
Médecin adjoint au chemin de fer du Nord, etc.
Chevalier de la Légion d'honneur

OUVRAGE COURONNÉ PAR L'ACADÉMIE DE MÉDECINE

DEUXIÈME ÉDITION

PARIS

V. A. DELAHAYE ET Cie, LIBRAIRES-ÉDITEURS

PLACE DE L'ÉCOLE-DE-MÉDECINE

1878

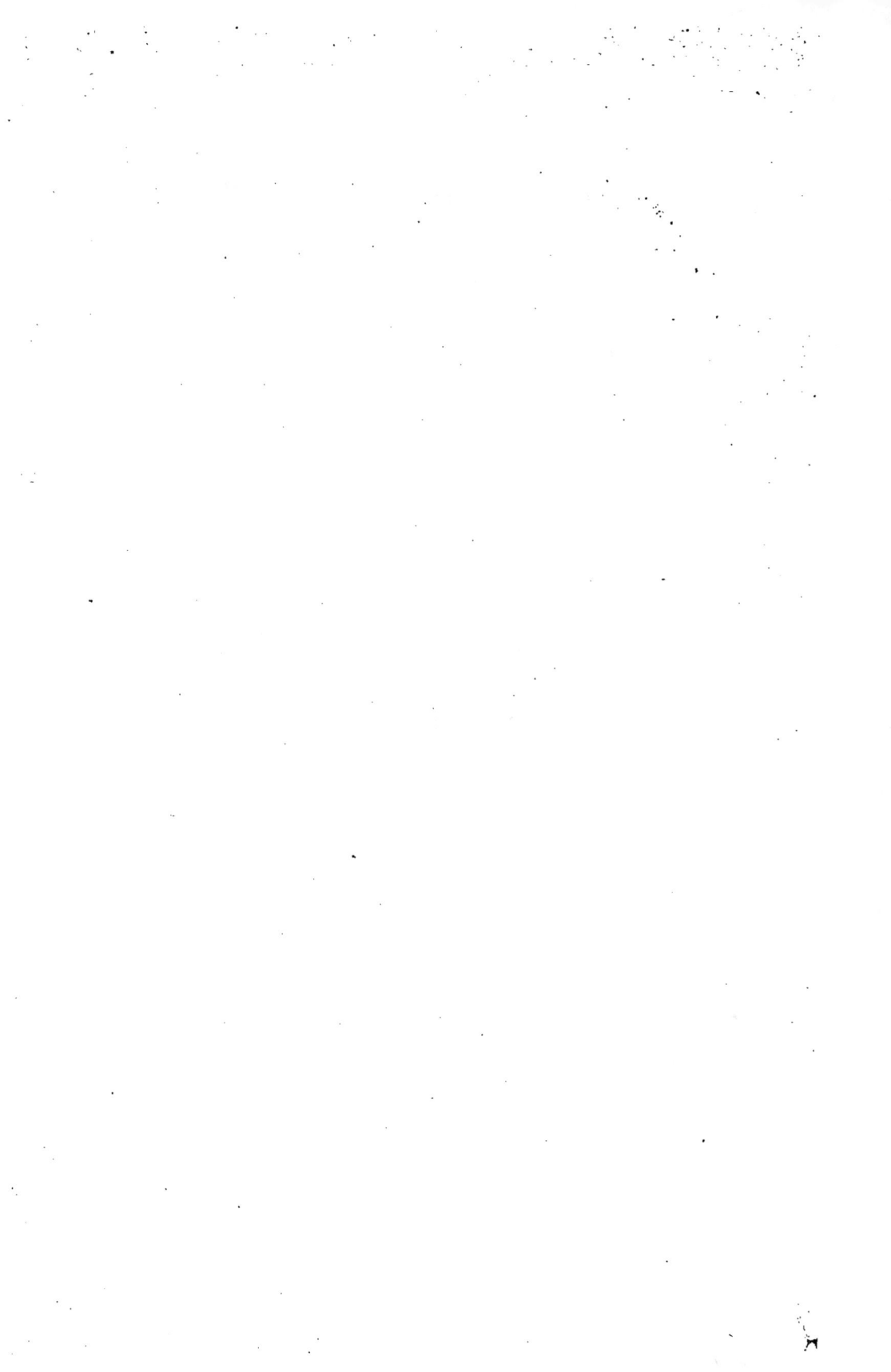

DES CAUSES

DE LA GRAVELLE

ET DE LA PIERRE

PARIS. — TYPOGRAPHIE A. HENNUYER, RUE D'ARCET, 7.

LES CAUSES

DE LA GRAVELLE

ET

DE LA PIERRE

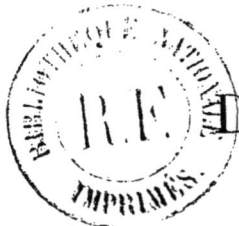
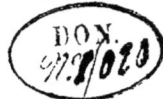

ÉTUDIÉES A CONTREXÉVILLE

PENDANT NEUF ANNÉES DE PRATIQUE MÉDICALE

PAR

LE Dr DEBOUT D'ESTRÉES

Médecin inspecteur des eaux de Contrexéville,
Membre de la Société d'hydrologie médicale de Paris
Membre de la Société de médecine pratique
Médecin adjoint au chemin de fer du Nord, etc.
Chevalier de la Légion d'honneur

OUVRAGE COURONNÉ PAR L'ACADÉMIE DE MÉDECINE

DEUXIÈME ÉDITION

PARIS

V. A. DELAHAYE ET Cie, LIBRAIRES-ÉDITEURS

PLACE DE L'ÉCOLE-DE-MÉDECINE

1878

PRÉFACE

Parmi les sujets qui s'offrent à l'observation du médecin qui exerce dans une station hydrominérale, l'étude de
l'étiologie des maladies qui ont amené les étrangers
dans cette station est une des plus intéressantes et des
plus utiles. Quoique le nombre des malades atteints de
la goutte et d'affections de la vessie soit considérable à
Contrexéville, et bien que celui des malheureux sujets
aux coliques hépatiques présente un total qui permettrait
de semblables études, c'est la gravelle qui s'y rencontre
en plus grand nombre, et c'est des causes de celle-ci
que nous nous occuperons tout d'abord, nous réservant
de continuer ultérieurement le même travail par rapport aux autres affections qui se présentent à notre
observation.

Si un mouvement rétrograde de la goutte s'est mani-
festé depuis le commencement de ce siècle, comme l'a
écrit le professeur Charcot et comme nous l'a également
affirmé le docteur Garrod, nous avons lieu de penser
qu'il n'en est pas de même pour la gravelle, sans pouvoir,
on le comprend facilement, fournir de preuves à l'appui
de l'opinion que nous émettons ; car les causes qui amènent la production de la gravelle urique, que nous avons
rencontrée dans la proportion de 88 pour 100, ont la plus

a

grande connexité avec celles de la goutte, autre expression d'une diathèse unique.

Ce travail étant avant tout une étude clinique et une statistique des faits observés à Contrexéville, je n'ai pas cru devoir me livrer à une longue discussion des théories mises en avant par les auteurs pour expliquer l'origine de l'acide urique, sur laquelle ils sont loin d'être d'accord. Qu'il se forme, comme le veut Liebig, dans le sang aux dépens des matières albuminoïdes insuffisamment oxydées, ou non comme le veulent ses contradicteurs qui n'ont pas encore opposé une bonne théorie à celle du célèbre chimiste ; qu'il provienne des parenchymes viscéraux, comme le dit Scherer, ou des cartilages et des tissus fibreux, comme le démontreraient les expériences de M. le professeur Robin, il n'en est pas moins vrai que la présence de l'acide urique dans le sang n'a pas encore été expliquée d'une manière irréfutable par les chimistes et les physiologistes contemporains.

Les praticiens admettent, généralement, la théorie de Liebig et considèrent la diathèse urique comme produite pas un excès de recettes sur les dépenses de l'économie. C'est à eux surtout qu'est dédié ce travail, c'est dans leur intérêt et celui de leurs malades que nous l'écrivons. Nous n'avons certes pas la prétention d'expliquer l'apparition de la gravelle chez tous les malades sujets à cette redoutable maladie.

On verra néanmoins dans notre statistique, par le nombre relativement considérable de faits groupés sous la dénomination de gravelle urique déterminée par des troubles des fonctions digestives, comment une élaboration insuffisante des aliments qui ne sont pas assez com-

plétement transformés pour entrer dans la constitution
de nos tissus peut expliquer la cause de cette diathèse
chez des individus qui, comme l'a dit Magendie, « par
leur régime alimentaire et leur genre de vie, semblent
ne devoir jamais être atteints de la gravelle et pourtant
en souffrent. »

Plus exceptionnellement, les émotions morales violentes expliquent aussi l'apparition, non justifiée d'ailleurs, de la gravelle chez certains individus.

Parmi les gravelles dont il est plus que difficile de connaître la cause, nous signalerons enfin la gravelle pileuse,
variété rare dont nous n'avons observé que deux cas.

La physiologie pathologique de la production dans
les reins de phosphate de chaux, de magnésie et de carbonate de chaux, fort peu connue et à peine étudiée
jusqu'ici, serait encore beaucoup plus difficile à établir.
La présence de ces produits chez des individus anémiés,
leur rencontre par moi chez des marins revenant d'un
séjour en Cochinchine ou au Sénégal, m'ont amené à
émettre l'opinion que ces individus, dont un climat fu-
neste pour les Européens avait troublé les fonctions de
nutrition, brûlaient, au contraire des graveleux uriques,
les matières organiques et laissaient déposer les matières
minérales de leur économie. Ici donc encore nous expli-
quons la gravelle par une *dystrophie*. Mais n'est-ce pas
aussi par un trouble de nutrition qu'on explique le diabète, qu'on explique la lithiase biliaire ? On voit donc que
la science a encore beaucoup à faire avant de connaître par
quel mécanisme intime se fait la perversion de nutrition,
l'enrayement des combustions organiques amenant ces
diverses maladies. Néanmoins, en cherchant à résumer

nos idées sur la production de la gravelle phosphatique primitive ou rénale dont l'existence est niée à tort par la plupart des auteurs, nous dirons que si, comme on le dit ordinairement, dans la gravelle urique il y a *excès de recettes sur les dépenses,* dans la gravelle phosphatique primitive il y a *excès de dépenses sur les recettes.*

Dans la grande majorité des cas, c'est la gravelle qui est la cause de la pierre ; nous avons donc passé en revue les différentes éventualités qui peuvent se produire lorsqu'un gravier a été formé dans le rein, les accidents auxquels il peut donner lieu, les divers modes de formation et d'accroissement de la pierre dans la vessie, et terminé cette étude par l'histoire abrégée des faits de fracture spontanée de calculs dans la vessie.

M. le professeur Bouchardat, auquel nous avons soumis les idées nouvelles émises par nous dans ce travail, a bien voulu nous engager à lire devant l'Académie les conclusions auxquelles nous étions arrivés. Qu'il nous permette de le remercier sincèrement des encouragements qu'il nous a donnés. Nous adresserons également ici nos remercîments à ceux de nos confrères qui ont bien voulu mettre à notre disposition des planches de leurs ouvrages et faciliter ainsi notre tâche.

D^r D.

LES CAUSES DE LA GRAVELLE

ET DE LA PIERRE

ÉTIOLOGIE DE LA GRAVELLE

La gravelle est une maladie qui détermine la production, aux dépens de l'urine, de corps de forme et de volume variables.

Ces corps sont constitués par différentes substances, qui sont les suivantes :

Acide urique.
Urates d'ammoniaque.
Urates de soude.
Urates de potasse.
Urates de chaux.
Urates de magnésie.
Oxyde xanthique.
Cystine.
Oxalate de chaux.
Oxalate d'ammoniaque.
Carbonate de chaux.
Carbonate de magnésie.
Phosphate ammoniaco-magnésien.
Phosphate de chaux.

1

Phosphate de magnésie.

Phosphate de fer.

Mucus.

Matières azotées.

Sang modifié.

Matières colorantes.

Silice.

Oxyde de fer.

Urée.

Chlorhydrate d'ammoniaque.

Benzoate d'ammoniaque.

A cette liste, déjà longue, il convient d'ajouter les poils expulsés par les malades atteints de cette variété si rare de gravelle nommée *gravelle pileuse.·*

Tous ces corps sont loin de se rencontrer avec la même fréquence dans l'urine et d'avoir la même importance au point de vue du sujet qui nous occupe.

Ainsi, sur 1 000 analyses de calculs, M. le professeur Bouchardat a trouvé :

Oxalate de chaux........................ 142

Acide urique pur ou mêlé d'urates, de phosphates ou d'oxalates de chaux........... 372

Calculs phosphatiques.................... 253

Calculs à couches alternatives............. 233
_____
1 000

L'acide urique et les urates viennent, on le voit, en première ligne comme fréquence, et si cela est vrai pour les calculs volumineux, ce l'est encore bien davantage pour les concrétions susceptibles d'être expulsées sans opération. Au contraire, à l'état de gravier, l'oxalate de chaux est beaucoup moins fréquent qu'à l'état de calcul ; nous ne l'avons pas rencontré cinquante fois sur plus de douze cents graveleux. Quant aux phosphates, nous n'avons observé de graviers de phosphate de chaux rendus après des coliques néphrétiques que dans une dizaine de cas, tandis que nous avons beaucoup plus fréquemment rencontré le phosphate ammoniaco-magnésien à l'état de dépôt. Pour la gravelle de cystine, nous ne l'avons rencontrée que deux fois. Jamais il ne nous a été donné de recueillir de calcul de xanthine ni de carbonate de chaux.

On a essayé plusieurs classifications de la gravelle ; les seules divisions qui aient prévalu sont celles de Durand-Fardel et de Leroy d'Etiolles. Le premier de ces auteurs les divise en gravelle *diathésique*, comprenant l'acide urique, les urates, l'oxalate de chaux, la cystine et la xanthine, et gravelle *catarrhale*, comprenant la gravelle phosphatique. Nous verrons au chapitre qui traite de ce genre de gravelle pourquoi nous ne saurions accepter cette classification, qui n'explique pas la formation des graviers de phosphate, ni même de carbonate de chaux.

M. Raoul Leroy d'Etioles reconnaît de même deux groupes, sous la dénomination de *gravelle existant dans une urine à réaction acide* et *gravelle existant dans une urine à réaction alcaline.* Nous admettrions de préférence cette classification, qui ne préjuge pas de la cause de la gravelle, si on ne rencontrait des graviers de phosphates de chaux dans des urines acides, et même de l'acide urique dans des urines alcalines, comme nous a affirmé l'avoir rencontré M. le professeur Gübler dans la séance de la Société d'hydrologie du 20 mars 1876. On voit donc que la classification de la gravelle est encore à faire. Sans entreprendre cette tâche difficile, nous nous bornerons à décrire et à rechercher les causes des principales variétés, de celles surtout qu'il nous a été donné d'étudier à Contrexéville.

GRAVELLE URIQUE.

Caractères physiques et chimiques de l'acide urique. — Les sables et graviers uriques sont généralement assez consistants, de couleur jaune ou rouge-brique plus ou moins foncée, suivant que l'acide urique, qui pur est incolore, s'est plus ou moins chargé des principes colorants de l'urine, l'urochrome et l'uroérythrine. Très-peu soluble dans l'eau, il exige dix-huit mille fois son poids d'eau froide et quinze mille fois d'eau bouillante pour se dissoudre. Il cristallise en tables rectangulaires, et c'est sous cette forme qu'on le rencontre le plus généralement sous le microscope ; néanmoins, suivant l'axe suivant lesquels ces cristaux sont groupés, ils présentent des aspects très-variés que nous reproduisons d'après l'ouvrage du docteur Rabuteau (1).

(1) *Eléments d'urologie.* Paris, Lauwereyns, 1875.

L'acide urique traité par l'acide nitrique se dissout en donnant lieu à un dégagement de vapeurs nitreuses ; si on évapore par la chaleur et qu'on ajoute au résidu avec un agitateur quelques gouttes d'ammoniaque, on voit se produire une magnifique couleur pourpre. C'est la réaction ca-

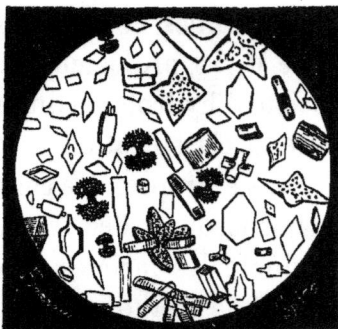

Fig. 1. Cristallisation de l'acide urique sous ses diverses formes.

ractéristique de l'acide urique. — Qu'elle soit due à la murexide (purpurate d'ammoniaque), comme on l'a cru longtemps, ou à l'isoalloxanate d'ammoniaque, comme semblent le prouver les recherches de M. E. Hardy (1), cela importe moins aux praticiens qu'aux chimistes ; la réaction n'en est pas moins facile à saisir et à obtenir, surtout si on n'ajoute l'ammoniaque qu'avec précaution.

De beaucoup la plus fréquente, la gravelle urique comprend aussi bien la gravelle d'acide urique que le groupe tout entier des urates de soude, de chaux, de magnésie et de potasse. C'est par excellence la gravelle des adultes, des habitants des villes et des gens riches. Sur cent calculs d'acide urique, soixante-

(1) *Annales de chimie*, 1864, t. II, p. 372.

quinze sont fournis par les habitants des villes. Beaucoup plus fréquente chez l'homme que chez la femme, on la rencontre néanmoins chez celle-ci plus souvent qu'on ne le croit généralement, et voici ce que les huit premières années de ma pratique à Contrexéville m'ont appris à ce sujet :

Hommes................	822
Femmes................	197
Enfants de 1 à 13 ans.....	9
Total.......	1 028

Ainsi, sur plus de mille malades, les femmes figurent encore pour près d'un cinquième du chiffre total.

Hippocrate a dit : *Mulier podagra non laborat nisi cum menstrua defecerint* (*Ap.* 29, sect. VI). Cette assertion est, à notre avis, beaucoup trop absolue, car nous verrons plus loin des jeunes femmes faire exception à cette règle; il est vrai, néanmoins, que l'âge moyen de nos malades hommes est de cinquante et un ans, et celui des femmes de près de quarante ans.

La physiologie pathologique de la gravelle urique, ou mieux, de la diathèse urique, peut se résumer en deux mots : elle est le résultat d'un *excès de recettes sur les dépenses* de l'économie. Les matériaux apportés par l'alimentation subissent, dans la trame des tissus qu'ils sont appelés à renouveler incessamment, des combustions dont un des prin-

cipaux produits est l'urée, produit excrémentitiel re-
jeté à l'extérieur par différentes voies, mais surtout
par les reins. Lorsque, soit par suite d'une accumu-
lation trop grande de matériaux, ou par suite d'une
élaboration insuffisante, cette combustion est incomplète, il se forme au lieu de l'urée, corps
soluble, un corps moins oxydé et presque insoluble, qui n'est autre que l'acide urique. Dans
l'état de santé, il n'en est engendré par le sang
qu'une faible proportion, puisque l'urine de vingt-
quatre heures n'en contient que 50 centigrammes
en moyenne, tandis que la quantité d'urée rejetée
pendant le même temps par cette voie peut être
évaluée à 25 grammes.

L'acide urique une fois en excès dans le sang
peut se comporter de différentes façons : 1° il s'ag-
glomère dans les reins sous forme de sables ou de
graviers et constitue la gravelle urique; 2° il donne
lieu aux manifestations articulaires et extra-articu-
laires de la goutte; 3° enfin, il détermine du côté
de la peau certaines maladies que M. Bazin range
dans le groupe des *arthritides.* Pour qui douterait
de la présence en excès de l'acide urique dans le
sang des graveleux, l'expérience de Ball doit dissi-
per tous les doutes. Chez un graveleux de cinquante
ans, qui n'avait jamais eu de goutte articulaire, un
vésicatoire fut appliqué au creux épigastrique. La
sérosité fut recueillie dans un verre de montre et
additionnée de quelques gouttes d'acide chlorhy-

drique. Il s'y forma rapidement de très-nombreux cristaux d'acide urique.

Quant à sa présence dans le sang des goutteux, les recherches de Garrod l'ont établie d'une manière irréfutable (1).

Enfin, pour les manifestations cutanées, n'a-t-on pas trouvé dans la sueur qui succède à un accès de goutte des urates en abondance; celle-ci a même laissé quelquefois sur la peau des urates affectant la forme d'une poudre légère et brillante, comme l'a écrit le docteur Lhéritier. Plus récemment, Gigot-Suard a provoqué des manifestations cutanées chez des sujets auxquels il administrait de l'acide urique.

Tels sont les principaux désordres que peut produire l'acide urique accumulé en excès dans l'économie. Mais nous nous occupons ici plus spécialement de la gravelle urique seule; nous n'avons plus à établir ses liens de parenté bien connus avec la goutte. Tout le monde sait aujourd'hui qu'un goutteux peut engendrer des graveleux, et réciproquement. Du reste, ces deux maladies coexistent fréquemment, et sur 1 028 graveleux uriques, nous en avons trouvé 241 qui avaient des accès de goutte alternant avec des coliques néphrétiques. Quant au diabète, sur 270 observations recueillies par Durand-Fardel, cet auteur a trouvé 38 malades

(1) Garrod, *la Goutte*, traduction Ollivier et Bergeron. Paris, Delahaye, 1867.

qui avaient la goutte ou la gravelle ; et sur le nombre de graveleux que nous venons de citer, nous avons observé **27** cas de diabète, dont quelques-uns avaient en même temps la goutte et la gravelle. Enfin, les relations de la colique hépatique avec la diathèse urique ne sont pas douteuses pour tous les médecins qui, comme nous, voient un grand nombre de graveleux et de goutteux. Le docteur Willemin, de Vichy, a publié des observations très-probantes à cet égard.

Etiologie de la gravelle urique. — Parmi les graveleux venus à Contrexéville, la cause prédominante qui a déterminé leur maladie est une des suivantes :

1° L'hérédité ;

2° Certains troubles de l'appareil digestif ;

3° L'excès d'alimentation ;

4° Le défaut d'exercice ;

5° Les émotions morales violentes ;

6° Le traumatisme de la région rénale.

J'ai recherché chez la majeure partie des malades atteints de gravelle urique auxquels j'ai donné des soins la cause de leur maladie. Ma question : Pourquoi avez-vous la gravelle? les surprenait souvent étrangement, et je devais leur démontrer que, dans l'intérêt de leur santé future, il était plus qu'utile de nous livrer ensemble à cette recherche, qui m'a permis d'arriver à des résultats aussi intéressants pour le malade que pour le médecin.

Voici dans 583 cas les résultats que j'ai obtenus :

Hérédité	191
Trouble de l'appareil digestif	160
Excès alimentaires	101
Vie sédentaire, défaut d'exercice	95
Emotions morales violentes	35
Contusion des reins	1
	583

Chez les autres malades, ou les causes étaient multiples, ou il m'a été impossible de les déterminer.

L'*hérédité* est malheureusement trop démontrée et trop universellement admise pour qu'il soit nécessaire de la prouver. Combien de fois n'ai-je pas vu, pour ma part, deux frères ou un père et son fils venir en même temps réclamer mes soins (1). Mais parmi ces faits, il en est un tellement exceptionnel, à cause de l'âge du jeune sujet, que je vais le relater ici :

Mme H***, jeune femme de vingt-six ans, des environs de Bar-sur-Aube, était depuis quatre ans sujette à la gravelle, lorsqu'en 1873 elle vint faire à Contrexéville une cure sous la direction de notre confrère le docteur Aymé. A la suite de cette sai-

(1) J'ai vu, en 1874, le fils et le petit-fils de la princesse B..., venue elle-même, cinquante ans auparavant, à Contrexéville, tous trois atteints de gravelle urique.

son, qui ne présenta rien de particulier, la malade éprouva une modification heureuse dans son état général et peu après devint enceinte. Il est à remarquer que, chez les jeunes femmes atteintes de gravelle, et jusque-là stériles, Contrexéville produit ordinairement le même résultat. Cette grossesse l'empêcha de revenir en 1874 faire une seconde saison, et les symptômes de la gravelle reparurent dans les premiers mois de l'année 1875 ; la malade eut même dans les trois derniers mois de sa grossesse des crises néphrétiques qui, plusieurs fois, induisirent en erreur le médecin de cette dame, en lui faisant supposer qu'elles étaient déterminées par un accouchement prématuré. Enfin, la malade mit au monde, en octobre 1875, un enfant bien constitué. A peine âgé de quinze jours, cet enfant souffrait déjà des reins et tachait ses langes d'acide urique expulsé par la verge sous la forme de sable rouge. Toutes les six semaines environ, il était sujet à de *véritables crises néphrétiques*, pendant lesquelles il vomissait et se tordait dans des douleurs qui lui arrachaient des cris aigus. Les reins étaient alors douloureux au moindre toucher et la crise était suivie d'une expulsion abondante de sable urique.

Mme H*** amena son fils, alors âgé de onze mois, à Contrexéville, au mois d'août 1875, et on vit à la fontaine un jeune buveur de plus ; car l'enfant se trouva bien d'une faible dose du Pavillon ajouté à son lait. Sous cette influence, son appétit se déve-

loppa ; son état général, ébranlé par ces crises successives, s'améliora ; ses forces augmentèrent notablement et il expulsa sans douleurs une quantité
relativement très-considérable d'acide urique.
L'urine, recueillie à grand'peine, vu l'âge du jeune
malade, ne présentait rien de particulier, si ce n'est
un excès d'acide urique; sa densité, de 1020, était
normale; la couleur jaune ambrée, la réaction normalement acide; pas de traces d'albumine ni de
sucre; enfin, l'examen microscopique n'y laissait
voir que de gros cristaux d'acide urique.

Ce fait est jusqu'à présent unique dans son genre.
L'existence de dépôts uratiques dans les reins des
nouveau-nés est aujourd'hui bien connue, soit
qu'on l'attribue, comme Virchow, aux changements
qu'amène, quarante-huit heures après la naissance, l'action des influences extérieures : le froid,
la lumière, l'alimentation sur le jeune individu;
soit, qu'avec plus de raison, on se rende aux argu-
ments de M. le professeur Parrot, qui a fait voir
que l'urine de jeunes enfants jouissant d'une santé
complète n'est pas chargée d'urates; mais qui ne
l'a rencontré que dans celle des nouveau-nés atteints de sclérème, de vomissements, de diarrhée,
et ayant dans le sang, par suite de ces troubles des
fonctions digestives, une quantité anormale de dé-
chets protéiques, incomplétement brûlés. Mais ici,
nous avons affaire à de véritables crises néphrétiques chez un enfant de moins d'un an, alors que

la mère elle-même en était atteinte pendant sa grossesse. C'est donc avant tout *l'hérédité* qui est en
cause, et d'une manière non douteuse.

Nous pensons qu'il n'est pas nécessaire de donner d'autres exemples, et nous dirons que la *cause
la plus fréquente de la gravelle est l'hérédité*, c'est-
à-dire que les parents d'un graveleux auront été
graveleux ou goutteux, mais plus généralement
graveleux; en effet, d'après les résultats de nos
observations, nous n'admettons pas, avec sir
H. Thompson, l'alternance des deux maladies d'une
génération à l'autre, qui ferait qu'un graveleux en-
gendrant le plus souvent un goutteux, celui-ci en-
gendrerait à nouveau un graveleux, comme l'a écrit
cet auteur dans ses *Clinical Lectures*, publiées à
Londres en 1873.

Nous allons passer maintenant à la cause suivante, qui est aussi fort intéressante à étudier et
plus fréquente qu'on ne le suppose généralement.

Les *troubles des fonctions digestives*, comme cause
de la diathèse urique, ont été surtout étudiés par le
docteur Mercier (1), et nous sommes comme lui
d'avis que, si on ne les a pas signalés plus souvent,
c'est qu'ordinairement à la question : «Avez-vous
un bon estomac?» les malades vous répondent souvent : «Ah! monsieur, je digérerais du fer !» alors
que, par un interrogatoire plus approfondi, on voit

(1) *Traitement de la gravelle et de la pierre urinaires.* Paris,
Delahaye, 1872.

ces mêmes malades se plaindre d'assoupissement après le repas, d'aigreurs, d'éructations, de ballonnement du ventre, etc. On a vu, du reste, par notre statistique, qu'après l'hérédité, c'est la cause que nous avons rencontrée le plus souvent chez nos malades. Il est évident aussi que cette cause est en grande connexité avec les deux suivantes, que le malade qui mangera trop ou trop bien digérera souvent mal ; que le malade qui ne prend pas d'exercice présentera également des troubles digestifs ; mais néanmoins, dans chacun des cas observés, j'ai cherché à classer le malade sous la cause la plus marquante de celles qu'il pouvait invoquer. Lorsqu'un malade qui, comme l'avait déjà observé Magendie, « par son régime alimentaire et son genre de vie, semble ne devoir jamais être atteint de la gravelle et pourtant en souffre », il y a lieu de rechercher une cause à cet état. Le plus souvent alors, j'ai observé que ces malades avaient été dyspeptiques pendant plusieurs années avant l'apparition de la gravelle ; que la quantité d'acide urique diminuait lorsque les digestions étaient meilleures ; et qu'enfin, sous l'influence du traitement hydro-minéral, ou voyait en même temps s'amender l'état de l'estomac et celui des reins. J'ai cité dans mon travail sur les eaux de Contrexéville, publié en 1869, une observation de dyspepsie flatulente, avec production consécutive de gravelle urique, qui a été guérie après une seule saison. J'ai eu depuis des

nouvelles de ce malade et sa guérison s'est mainte-
nue. Je pourrais rapporter ici l'histoire de malades
qui, après avoir été dyspeptiques pendant quatre,
six, et même dix ans, ont vu un jour apparaître la
gravelle urique et ont retiré les meilleurs résultats
de leur cure hydro-minérale; mais je craindrais,
par des observations qui présentent entre elles la
plus grande analogie, d'étendre outre mesure ce
travail sans profit pour le lecteur.

L'*excès d'alimentation* est la cause la plus connue
et la moins discutée de la diathèse urique. La quantité et surtout la qualité des aliments amènent cet
excès de recettes sur les dépenses de l'économie
qui se traduit par l'inévitable acide urique.

Parmi les aliments les plus nuisibles, il. importe
de citer en première ligne la viande et surtout les
viandes noires, gibier, bœuf, mouton. Néanmoins,
c'est une erreur de croire que l'alimentation animale soit aussi coupable qu'on le suppose. Suivant
Lehmann, une nourriture exclusivement animale
donnerait $1^g,40$ d'acide urique, alors qu'une nourriture mixte donnerait $1^g,10$ et une nourriture végétale, 1 gramme. Une alimentation épicée, les
salaisons, une cuisine recherchée et succulente
sont au moins aussi dangereuses.

Les alcooliques sont des agents bien plus dangereux dans l'alimentation, au point de vue de la
production de l'acide urique. Les excès de vins, de
liqueurs et d'eau-de-vie ont amené bien des ma-

lades à Contrexéville. Les vins mousseux sont,
comme l'a établi M. le professeur Bouchardat, surtout à redouter pour les personnes affectées de polyurique (diathèse urique). Sous leur influence on
voit la quantité des dépôts uriques augmenter dans
les urines. Chacun, dit notre excellent maître, peut
répéter cette observation : Qu'il examine l'urine la
nuit qui suit un repas où le champagne a été pris
en abondance; dans ce cas, on remarque presque
constamment un dépôt d'acide urique. Nous ajouterons à cette opinion d'un auteur qui fait loi en
pareille matière, que nous avons souvent observé
le même résultat chez nos malades après l'ingestion des principaux vins de Bourgogne, alors que
la même dose de vin de Bordeaux, je parle de doses
modérées, ne donnait pas lieu à la production
d'acide urique. Les vins d'Espagne et les vins alcooliques en général sont dans le même cas. Le
cidre, surtout lorsqu'il est ancien et chez les personnes qui n'en ont pas une grande habitude, produit encore les mêmes résultats, ainsi que les
bières fortes et surtout les bières anglaises.

A côté des alcooliques, M. Bouchardat place les
corps gras qui, pris en trop grande quantité, favorisent à la longue la formation de l'acide urique
en excès. Sous l'influence des alcooliques, cette formation est beaucoup plus rapide. Nous n'avons
pas été à même de vérifier cette opinion du savant
professeur, non plus que celle-ci, également

émise par lui : que les sucres ingérés en grande quantité ont aussi une influence fâcheuse. Cet auteur ajoute que certains aliments herbacés sont encore mis en cause. « Quelques auteurs, dit-il, attribuent assez d'influence aux asperges, aux haricots verts. Ce sont des questions qui méritent d'être sévèrement contrôlées par l'observation. »

Ici, au contraire, nous avons à faire connaître ce que notre expérience et de nombreuses observations nous ont appris, en disant que si chez tous les graveleux l'ingestion de l'asperge ne donne pas lieu à des phénomènes appréciables, chez un nombre néanmoins assez considérable, que nous pourrions évaluer à 20 malades sur 100, l'ingestion d'asperges est suivie de maux de reins plus ou moins violents et quelquefois, à bref délai, d'une colique néphrétique. Nous n'avons jamais remarqué qu'elle fût suivie de l'expulsion plus marquée d'acide urique, ce qui nous a amené à supposer que l'asperge ne produisait pas d'acide urique, mais qu'en *congestionnant passagèrement un rein qui en contenait déjà, elle facilitait l'agglomération des sables et pouvait amener la formation de petits graviers.*

Quant aux haricots verts et à l'oseille que nous ajouterons à cette liste, ils agissent différemment; il est beaucoup plus rare de les voir donner lieu à des maux de reins, mais plus fréquent de voir leur ingestion suivie d'émission d'acide urique. Néanmoins, un certain nombre de malades qui alors n'excéderait pas 6 ou au plus 8 pour 100 des graveleux que j'ai observés accusent des douleurs après l'ingestion d'oseille et à peine 3 pour 100 après l'ingestion de haricots verts. Chez quelques-uns d'entre eux cela est si net, que, malgré un goût prononcé pour ce légume, ils y ont renoncé spontanément.

Il s'agit bien entendu ici exclusivement de malades atteints de gravelle urique, rendant habituellement du sable rouge ou des graviers rouges et non de l'oxalate de chaux. Néanmoins, il est un fait que le microscope seul m'a permis de constater, c'est que l'urine des graveleux uriques contient très-souvent, parmi les cristaux d'acide urique, des cristaux d'oxalate de chaux et cela au moins dans le tiers des observations microscopiques que j'ai faites à Contrexéville.

Il est encore un légume dont il importe de parler et cela surtout pour les habitants du midi de la France, de l'Espagne, de l'Amérique et de certaines colonies, c'est de la tomate qui, employée fréquemment dans ces contrées sous forme de soupes à la tomate et de salades de tomates vertes, constituent pour les malades atteints de gravelle un aliment aussi dangereux que l'oseille.

Il est peut-être encore dans les pays d'outre-mer certains aliments à prohiber aux graveleux, mais nous les connaissons peu et mal en France. J'insisterai seulement auprès de mes confrères sur ce point, que, si un de leurs malades est Américain, Egyptien ou Espagnol, lui défendre l'oseille ne signifierait rien, car il en mange peu ou pas, alors qu'au contraire il fait souvent abus des tomates rouges ou vertes. Au contraire, dans d'autres pays, ceux du nord de la France, par exemple, la tomate est peu usitée et l'oseille entre dans l'alimentation journalière.

Le *défaut d'exercice* est, par ordre de fréquence, la quatrième cause de la diathèse urique. C'est dans cette catégorie que se rangent les habitants des grandes villes, de Paris en particulier, que leurs habitudes, leur goût ou leur profession retiennent sédentaires plus qu'il ne le conviendrait dans l'intérêt de leur santé. Certes, ces mêmes malades pèchent quelquefois aussi par un excès d'alimentation ou plutôt par une nourriture trop succulente, mais parmi eux il est qui, enchaînés par leur profession à un travail de bureau, ont beau se priver du côté de la table et mener un régime sévère, l'absence d'exercice musculaire ne leur permet qu'une oxydation incomplète de leurs aliments et les condamne à rester graveleux.

Je vois, au contraire, parmi les malades de cette catégorie qui suivent les règles d'hygiène que j'ai cru devoir leur conseiller, et se livrent chaque jour à un exercice approprié à leur âge et à leur genre de vie, des résultats très-satisfaisants. Pour n'en citer qu'un, je relaterai le fait suivant.

M. R... habite Paris; sa fortune, sa position, ses relations jointes à sa qualité de célibataire, le mettent à même de satisfaire ses goûts pour la bonne chère, et, malgré sa position, il prend très-peu d'exercice; aussi, en 1872, vient-il, sur les conseils du professeur Charcot, demander à la source du Pavillon un soulagement à la goutte dont il a déjà eu plusieurs accès, et à la gravelle dont il est également atteint. Une première saison lui procura un soulagement notable, mais dès son retour à Paris, et ayant repris le même genre de vie, il fut de nouveau sujet à un accès de goutte au mois de mars de l'année suivante et expulsa en juin deux petits graviers. Revenu à Contrexéville en 1873, il comprit enfin la nécessité de l'exercice que nous lui avions recommandé et se décida sur nos instances à faire tous les jours une séance d'escrime de trente à quarante minutes au moins; depuis, malgré une table très-recherchée et un appétit plus qu'ordinaire, il n'a vu reparaître ni accès de goutte, ni colique néphrétique. Il est venu, il est vrai, chaque année faire appel à l'efficacité de la source du Pavillon; mais, étant donné son régime alimentaire, dans lequel entrent malheureusement trop souvent les truffes, le bourgogne et autres vins généreux, elle n'aurait pas seule suffi à le préserver des atteintes de la goutte et de la gravelle, si une plus grande dépense ne lui avait permis de faire une plus forte recette alimentaire.

Je pourrais citer, par opposition à cette observation, l'histoire de deux jeunes ecclésiastiques élèves du grand séminaire de Saint-Sulpice et tous deux affectés non héréditairement de gravelle urique. Ici, l'excès d'alimentation ne pouvait entrer comme cause déterminante, la table du séminaire différant entièrement de celle de M. R. Nous avions, au contraire, affaire à la gravelle par défaut d'exercice et aussi à celle que le professeur Bouchardat, si souvent cité par nous, pense occasionnée par *insuffisance de la respiration*, dans le cas de repos absolu, d'air vicié ou insuffisant, de gêne apportée aux fonctions pulmonaires par l'air échauffé des salles d'étude.

Il est évident que, dans ce cas, qui est commun à beaucoup d'employés de bureau, la marche à l'air libre ou un exercice musculaire approprié est le moyen hygiénique le plus efficace pour prévenir le retour de la maladie.

Les *émotions morales violentes* peuvent enfin déterminer aussi, mais dans une proportion beaucoup plus modeste, l'apparition brusque de la gravelle. Cette cause n'est point indiquée dans la plupart des auteurs qui se sont occupés de cette question. M. Bouchardat seul dit dans son mémoire sur la goutte, la gravelle et les calculs urinaires, publié en 1867, que les émotions vives, comme les violents accès de colère peuvent déterminer une polyurique passagère; le chiffre de trente-cinq faits de ce genre, que nous avons recueilli, prouve en faveur de leur fréquence relative. Malheureusement la maladie qui en résulte est loin d'être toujours passagère, surtout si la cause est persistante comme un violent chagrin.

Parmi ces faits, je me bornerai à citer les suivants :

M. T..., homme de quarante-cinq ans, vigoureux, bien constitué, mais d'une nature impressionnable, apprend brusquement la perte d'une fortune considérable, et en demeure très-profondément affecté, et alors que ses parents n'avaient jamais vu trace d'acide urique, alors que lui-même, qui menait une vie active et sobre et jouissait jusque-là d'une santé parfaite, n'avait jamais aperçu le plus petit sable dans ses urines, il est pris brusquement d'une crise néphrétique violente suivie de l'expulsion d'un gravier d'acide urique.

Mᵐᵉ D..., dans des conditions de santé identiques, perd à la fois son mari, qui occupait une position très-élevée, et sa fortune, se trouvant ainsi réduite à subvenir par son travail à ses besoins et à ceux de sa fille. Cette dame voit, à l'âge de trente-trois ans, ses époques disparaître et est prise de coliques néphrétiques. Neuf ans après, en 1872, sous l'influence d'une seule saison à Contrexéville, la menstruation se rétablit et les crises cessent.

Mᵐᵉ M..., jeune femme de vingt-six ans et d'une

santé parfaite jusque-là, est réveillée une nuit en sursaut par les cris : Au feu! Elle se lève précipitamment et voit les flammes monter devant sa fenêtre. Huit jours après la poignante émotion qu'elle avait éprouvée, survient, au grand étonnement du médecin qui l'avait vue naître et qui connaissait toute sa famille, une crise néphrétique qui l'amène à Contrexéville. Chez cette dame, la menstruation n'a pas été suspendue, mais la régularité en a été troublée ; elle fit une saison, en 1873, à Contrexéville et je n'ai plus eu de ses nouvelles.

M. K... perd, pendant la dernière guerre, un fils unique, et en demeure, ainsi que sa femme, inconsolable ; peu après il est pris d'accès de goutte, de gravelle et sa femme de coliques hépatiques.

Il est, je pense, inutile de multiplier les exemples, car ceux que je viens d'énumérer me semblent suffire à prouver l'exactitude de ce fait que les émotions morales peuvent occasionner la gravelle.

Toutes ces diverses causes peuvent se combiner entre elles et je n'ai que trop souvent occasion de voir des malades qui les présentent réunies par leur faute ou malgré eux, soit des gens qui, fils de graveleux, mangent trop ou trop bien, soit de gros mangeurs qui font peu ou point d'exercice. Enfin, il est bien certain que si les émotions violentes donnent des graviers à des personnes qui étaient jusque-là d'une bonne santé, les graveleux n'y seront pas moins sensibles et nombre d'entre eux, après un ennui ou une contrariété, souffrent des reins, comme j'ai occasion de le constater fréquemment.

Une dernière cause accessoire de la production de l'acide urique, mais qui, celle-là, agit plus sur les goutteux que sur les graveleux, n'est autre que l'insuffisance des fonctions cutanées, et cela se comprend facilement en se rappelant que l'acide urique est en partie éliminée par la peau. De là l'utilité des frictions chez ces malades, utilité si grande, que Sydenham disait que tout homme qui aurait le moyen de s'attacher un esclave chargé de le frictionner tous les jours serait pour toujours affranchi de la goutte. Or ce qui est vrai pour la goutte l'est également pour la gravelle urique.

Nous devons encore noter parmi les causes qui peuvent produire la gravelle, le *traumatisme* des reins et surtout les chutes ou les coups sur la région rénale. Citées par Wilson, les observations qu'il a données n'ont pas semblé assez probantes aux auteurs de travaux sur la gravelle, pour admettre cette cause. Sans conteste néanmoins le fait suivant semble être un exemple de gravelle par traumatisme.

Le jeune L..., enfant de treize ans, m'est adressé par le docteur Monory, chirurgien de l'Hôtel-Dieu de Saint-Quentin, avec les renseignements suivants : en mai 1875, cet enfant a eu une colique néphrétique ; il est depuis neuf ans sujet à des douleurs rénales se propageant par les uretères jusqu'à la

vessie, et rend des urines chargées d'acide urique.
— Pas d'antécédents héréditaires. — D'où provenait
donc cette gravelle acquise chez un enfant de treize
ans? J'appris, en interrogeant avec soin mon jeune
malade, qu'il avait fait d'un premier étage une chute
sur le dos neuf ans auparavant, et je n'hésitai pas à
faire remonter à cette chute l'origine de la gravelle.
L'urine, examinée à l'arrivée, ne contenait ni albumine ni glycose; la densité, la réaction étaient
normales; seul le microscope laissait voir, avec
quelques cristaux d'acide urique, de rares cellules
épithéliales. L'enfant supporta fort bien son traitement, les maux de reins s'apaisèrent et j'espère
qu'avec de la persévérance nous arriverons chez
lui à une guérison durable.

GRAVELLE OXALIQUE.

Caractères physiques et chimiques de l'oxalate de chaux.
— Ce sel est blanc et transparent, lorsqu'il est pur; il forme
des graviers composés de lames transparentes accolées les
unes aux autres, tranchantes par leurs bords, qui déterminent par l'érosion des parties avec lesquelles elles sont en
contact des effusions de sang dont le pigment leur commu-
nique une teinte brune ou noirâtre; ils prennent alors cet
aspect mamelonné qui leur a valu leur nom de *calculs mú-
raux*, parce qu'ils ressemblent plus ou moins
au fruit du mûrier. La figure 2 représente un
gravier expulsé à Contrexéville dans lequel se
voit cette transformation.

Fig. 2.
Gravier d'oxalate
de chaux.

Au microscope, l'oxalate de chaux laisse voir des cristaux

faciles à reconnaître, en forme d'enveloppe de lettre (fig. 3); parfois il prend une forme décrite par G. Bird sous le nom de *cristaux en sablier;* elle est très-rare.

Pour savoir si un gravier est composé d'oxalate de chaux, voici la manière de procéder ; il faut : 1° calciner le gravier sur une lame de platine ; 2° traiter le résidu par l'acide

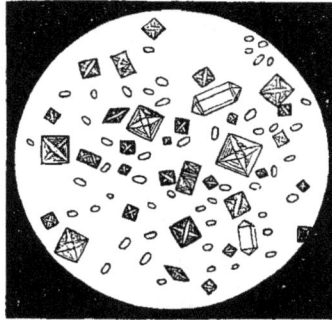

Fig. 3. Cristaux d'oxalate de chaux (F. Rabuteau).

chlorhydrique au dixième ; 3° neutraliser exactement la liqueur par l'ammoniaque; 4° traiter par l'oxalate d'ammoniaque qui détermine alors un précipité blanc. Si ce résidu est de la chaux, il sera insoluble dans un excès d'acide acétique et soluble dans l'acide chlorhydrique.

« La production trop grande d'oxalate de chaux dans l'économie est un des problèmes les plus difficiles que puisse aborder le médecin », dit M. le professeur Bouchardat, et cependant, sans être à beaucoup près aussi fréquente que la gravelle urique, la gravelle oxalique se rencontre encore assez souvent. Nous n'en avons, il est vrai, en huit ans, rencontré que 47 cas à Contrexéville, à savoir:

40 cas chez des hommes et 7 chez des femmes. Mais
si cette rareté relative n'est pas en proportion avec
celle du nombre de malades atteints d'oxalurie,
cela tient à ce que ces graviers sont souvent l'apa-
nage du jeune âge et que, plus fréquents dans les
campagnes que dans les villes, ils se rencontrent
chez des malades qui ne fréquentent pas les eaux
minérales. Enfin, s'il était nécessaire d'insister sur
l'importance que peut avoir la présence de graviers
d'oxalate de chaux dans l'économie, nous dirions que
le musée du Collége des chirurgiens, de Londres,
qui possède 649 calculs, en compte 13 composés
d'oxalate de chaux pur, 62 dont le noyau est formé
par de l'oxalate de chaux et 90 qui en contiennent
des couches ; que M. Bouchardat en a rencontré
143 sur 1 000 calculs analysés; M. Leroy d'Etioles,
33 sur 252; M. Prout, 113 sur 823, et, comme nous
le verrons, sur 100 noyaux de calculs, Bigelow
en a trouvé 43 formés d'oxalate de chaux pur ou
mélangé à des urates et à des phosphates.

De nombreuses théories ont été émises pour expliquer la formation de l'oxalate de chaux dans l'organisme.

Prout, auteur anglais, considère l'oxalate de
chaux qui se produit dans l'économie comme résultant d'un défaut d'assimilation de l'acide oxalique
pris dans les aliments et d'une assimilation incomplète des éléments sucrés et peut-être des aliments
albumineux et oléagineux.

Le chimiste allemand Lehmann a émis une autre théorie; il admet que l'oxalate de chaux peut provenir des aliments de nature végétale, qui contiennent de l'acide oxalique, et que le même résultat est produit par les bières riches en acide carbonique, par les carbonates doubles et par les alcalis combinés aux acides organiques. Indépendamment de l'oxalate provenant des ingesta, Lehmann reconnaît qu'il s'en forme de toutes pièces dans certains états pathologiques, et il attribue sa formation à un trouble des fonctions respiratoires, l'acide carbonique arrivant dans ce cas en excès dans le sang en empêcherait l'oxydation complète.

Nous ne nous arrêterons pas à la théorie de Schmidt, qui recherche l'origine de l'oxalate de chaux dans la membrane muqueuse de l'appareil urinaire et nous arriverons à celle d'un autre auteur allemand, Beneke (1), qui pense que l'acide oxalique est le résultat d'un arrêt dans les transformations successives qu'éprouvent à l'état physiologique les matières azotées.

Pour cet auteur, l'acide oxalique serait donc un produit existant temporairement dans l'urine à l'état physiologique et s'oxydant pour se changer en acide carbonique. Lorsqu'une cause quelconque s'oppose à cette oxydation, l'acide oxalique apparaît dans les urines. L'ingestion exagérée d'aliments

(1) Beneke, *Zur Entwicklunggeschichte der oxalurie* (Gœttingen, 1852).

azotés, le défaut d'exercice à l'air libre, l'état catarrhal de la muqueuse de l'estomac, sont les causes invoquées par cet auteur, qui ajoute : Enfin le système nerveux n'est point étranger à la production de l'oxalurie; toutes les causes qui le dépriment, telles que le chagrin, par exemple, amènent un retard dans la métamorphose et peuvent par conséquent causer la production d'acide oxalique, et, comme preuve, l'auteur cite l'exemple de quatre de ses malades dont il observait tous les jours les urines et chez lesquels il remarquait que l'acide oxalique augmentait sous l'influence de la tristesse et diminuait sous l'influence de la gaieté.

Comme on le voit, ces causes sont sensiblement les mêmes que celles que nous avons énumérées comme produisant la gravelle urique. Il est donc nécessaire de dire pourquoi il y a formation d'acide oxalique. Suivant M. Beneke, cela dépendrait de l'époque à laquelle la transformation des matériaux azotés du sang en urée s'est arrêtée, et il y aurait à la fois élimination d'urée, d'acide urique et d'acide oxalique. Suivant lui, l'acide urique provenant des matériaux azotés du sang se divise en deux parties, l'une se change en urée et acide oxalique; l'autre est éliminée sous forme d'acide urique. A l'état physiologique, l'acide oxalique serait transformé en acide carbonique; mais que, par une des causes précitées, l'oxydation soit entravée et il y a éliminations d'acide oxalique. C'est donc, suivant cet auteur, une simple question de *moment dans l'arrêt de transformation*.

Pour Maclagan, auteur anglais, c'est le système nerveux qui intervient dans la genèse de l'oxalate de chaux, surtout lorsqu'il entrave la fonction respiratoire.

M. Owen Rees pense que l'oxalate de chaux n'existe point primitivement dans l'urine, *mais qu'il s'y forme d'une manière secondaire, en vertu d'une simple transposition moléculaire qui s'opère entre les éléments constitutifs de l'acide urique et des urates.*

Enfin M. le professeur Vulpian, aujourd'hui doyen de la Faculté de Paris, ayant rencontré en 1838, dans la vessie d'une grenouille à laquelle il avait pratiqué la section de la moelle épinière, une matière blanche composée de matière organique de vibrions, de moisissure et d'une forte proportion d'oxalate de chaux cristallisé, a émis, sous une forme dubitative, il est vrai, la proposition que chez l'homme la formation de l'oxalate de chaux pourrait, peut-être, être attribuée à la présence de l'épithélium, jouant le rôle de moisissures, et amenant secondairement la formation d'oxalate calcaire.

Nous ne rapportons cette hypothèse que pour mémoire, sans donner tous les détails de l'expérience à laquelle s'est livré le professeur, et nous nous hâtons, après une énumération peut-être un peu longue, mais que nous avons néanmoins aussi résumée qu'il nous a été possible, des principales théories émises par les auteurs qui se sont occupés de cette question, nous nous hâtons, dis-je, d'arriver à citer le travail de M. le docteur Gallois (1), le meilleur et le plus complet qui ait été publié sur ce sujet.

Après avoir réfuté l'idée émise par Owen Rees, que l'oxalate de chaux n'apparaît dans l'urine qu'après son émission, en chauffant le liquide soumis à l'examen, et après avoir non moins victorieusement combattu l'hypothèse d'une diathèse oxalique distincte de la gravelle urique, cet auteur nous amène aux conclusions suivantes :

1° L'oxalate de chaux est un corps qu'on peut rencontrer passagèrement dans l'urine de l'homme sain, où il apparaît en proportion plus ou moins considérable sous l'influence de certains aliments et de certains médicaments ;

2° L'acide urique accompagne très-fréquemment l'oxalate de chaux dans les sédiments urinaires, aussi bien dans la gravelle que dans les calculs ;

3° L'acide oxalique semble dériver de l'acide urique et paraît résulter d'une combustion plus avancée de ce dernier ;

4° Les eaux minérales alcalines constituent, dit M. Gallois, le moyen le plus efficace de combattre la gravelle oxalique.

Le premier point n'a plus besoin d'être démontré,

(1) *De l'oxalate de chaux*. J.-B. Baillère, 1859.

et maintes fois, j'ai pu, ainsi que ceux de mes confrères qui ont fait l'expérience, constater dans mes urines des cristaux octaédriques d'oxalate de chaux après l'ingestion d'une quantité modérée d'oseille. Quant aux corps qui contiennent de l'acide oxalique, ce sont les suivants : parmi les aliments, l'oseille, la tomate, le cresson d'eau, les haricots verts, les oranges, la pulpe des pommes et des poires, les fruits encore verts, le céleri et les vrilles de la vigne; parmi les médicaments, la rhubarbe et le gingembre, qui, en Angleterre, sont aussi usités comme aliment, l'ache, la bistorte, le curcuma, le fenouil, la gentiane rouge, l'orcanette, la patience, la valériane et la saponaire. Enfin, certaines boissons peuvent aussi amener l'oxalurie; ce sont les bières riches en acide carbonique, le cidre et certains vins mousseux.

La coexistence de l'acide urique et de l'oxalate de chaux dans les urines n'a pas davantage besoin d'être prouvée ; j'ai, pour ma part, rencontré des cristaux caractéristiques de ce dernier sel dans plus du tiers des analyses microscopiques que j'ai faites chez des malades atteints de gravelle urique.

La troisième de nos conclusions semble plus difficile à prouver ; néanmoins, on connaît l'expérience de Wohler, qui, en injectant dans les veines des chiens de l'acide urique sous forme d'urate d'ammoniaque, a vu apparaître dans leurs urines de l'oxalate de chaux, et ce résultat permet de supposer qu'il en sera de même chez l'homme, et que, lorsque l'acide urique sera en excès dans l'économie, il pourra se former de l'acide oxalique.

Enfin, certains états morbides peuvent aussi donner lieu à l'oxalurie ; la diminution des fonctions respiratoires et les pertes séminales sont ceux qui ont été surtout notés par les observateurs.

Pour le traitement de la gravelle oxalique, les exemples que nous observons tous les jours à Contrexéville confirment absolument la manière de voir de M. Gallois, quand il dit que les eaux alcalines sont le meilleur moyen de combattre cette affection ; notre opinion est, du reste, corroborée par celle de l'auteur déjà si souvent cité dans ce travail, le professeur Bouchardat, qui, dans son mémoire de 1867, dit : « J'ai toujours, dans le traitement de l'oxalurie, *préféré les eaux alcalines calcaires aux eaux alcalines sodiques*. Je possède plusieurs observations témoignant de l'incontestable utilité des eaux de Contrexéville. »

Nous avons à citer ici, mais pour mémoire seulement, les *graviers de xanthine;* ce corps, découvert par Marcet, dans une concrétion rénale trouvée *post mortem*, se rapproche de l'acide urique. La couleur des calculs qu'il forme est d'un jaune brun ; leur surface est lisse, leur structure finement granuleuse, leur dureté considérable. On n'en a observé qu'un très-petit nombre de cas, et il ne nous a pas été donné d'en rencontrer à Contrexéville.

Quant à la *gravelle de cystine*, nous n'en avons observé que deux cas. Ses caractères chimiques permettent de la reconnaître facilement (1). Dans les deux observations que nous avons recueillies, l'issue des graviers de cystine, tous d'un jaune pâle et terne, et de forme irrégulière, avait été précédée de coliques néphrétiques, chez l'un des deux malades, dont le père était atteint de gravelle rouge; il y avait en même temps expulsion de fins cristaux d'acide urique.

Le docteur Toel, de Brême, trouva des graviers de cystine dans une même famille, chez la mère et les deux filles, âgées, l'une de trente ans et l'autre de vingt-huit ans.

De quelle manière se forme, dans l'économie, ce corps si riche en soufre, que celui-ci entre pour 26.67 pour 100 dans sa composition? c'est ce que dans l'état actuel de la science, il est absolument impossible de dire.

GRAVELLES PHOSPHATIQUES.

Caractères physiques et chimiques. La gravelle phosphatique comprend les graviers de phosphate

(1) Le moyen le plus simple, pour un praticien qui rencontrerait un gravier de cystine, de reconnaître la nature de celui-ci est de l'approcher de la flamme d'une bougie; il brûlera avec une odeur alliacée telle, qu'elle devient rapidement intolérable. Nous avons répété cette expérience devant de nombreux confrères, et une fois entre autres dans le service du docteur Guyon, à l'hôpital Necker; elle nous a toujours suffi à démontrer l'existence de la cystine.

de chaux, de magnésie et de phosphate ammoniaco-magnésien. Ce dernier sel se rencontre de beaucoup le plus fréquemment dans les urines, avec lesquelles il forme une boue grisâtre plus ou moins visqueuse, qui, portée sous le champ du microscope, laisse des prismes triangulaires faciles à reconnaître (fig. 4).

Les graviers de phosphate de chaux, comme les graviers de phosphate ammoniaco-magnésien, sont

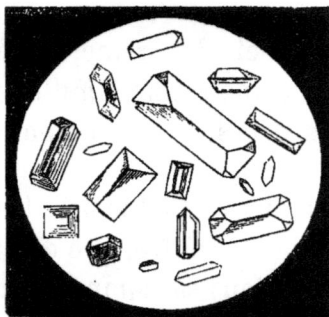

Fig. 4. Cristaux de phosphate ammoniaco-magnésien (Dr Rabuteau).

très-solubles dans les acides faibles, l'acide acétique par exemple. Mais on les distingue les uns des autres, en ce que les seconds, grisâtres, peu consistants, sont solubles dans la potasse avec dégagement d'ammoniaque. Les premiers, plus blancs, plus consistants, traités par la potasse, ne dégagent pas d'ammoniaque; de plus, ils sont infusibles, tandis que les graviers de phosphate ammoniaco-magnésien sont fusibles au chalumeau, d'où le nom qui leur a été donné de *calculs fusibles*.

La gravelle phosphatique est *primitive* ou *secon-daire* (gravelle catarrhale des auteurs).

Souvent décrite, celle-ci est admise par tous les praticiens, tandis que l'existence de la gravelle phosphatique primitive est niée ou du moins mise en doute, surtout en France, par la plupart des chirurgiens qui s'occupent des maladies des voies urinaires. Seul, pensons-nous, M. Mialhe en a affirmé l'existence à l'Académie de médecine dans la séance du 13 avril 1875 (1).

Nous pensons que si, dans la gravelle urique, on peut dire qu'il y a excès de recettes sur les dé-penses, on peut, avec non moins de raison, dire que dans la gravelle phosphatique primitive il y a *excès de dépenses sur les recettes.*

Avant d'entreprendre d'expliquer cette théorie que nous émettons le premier, il importe de passer rapidement en revue l'opinion des principaux au-teurs qui ont traité la question de la gravelle phos-phatique.

M. le professeur Bouchardat, dans son mémoire déjà cité, nous dit : « Les dépôts d'urine qui contien-nent du phosphate de chaux, du phosphate ammo-niaco-magnésien, du carbonate de chaux, ne dérivent point d'une élimination spéciale ou d'une

(1) Nous devons dire néanmoins que M. R. Leroy d'Etiolles parle, dans son *Traité de la Gravelle,* d'une gravelle phosphatique, for-mée dans le rein et dépendant d'un excès de sécrétion de chaux et de magnésie.

élimination accrue d'un résidu normal, mais de la décomposition spontanée de l'urine avant son émission. Ce liquide contient des phosphates de chaux, de potasse, de magnésie et de soude qui constituent les parties inorganiques des muscles, des os, des graines de céréales; ces résidus ont donc une double origine normale, les matériaux du corps et les aliments et boissons dont l'homme use chaque jour. Mais, ajoute l'auteur, *la véritable maladie est dans les voies urinaires et surtout dans la vessie.* »

M. le docteur Desnos, dans l'article GRAVELLE du *Nouveau Dictionnaire de médecine et de chirurgie pratiques*, résume ainsi l'état des connaissances médicales sur la genèse des gravelles phosphatiques : « Lorsque, par une cause quelconque, un département ou la totalité de la muqueuse des voies urinaires vient à s'enflammer, il se fait une sécrétion de mucus, ou plutôt de muco-pus, altéré dans sa quantité et surtout dans sa qualité. Par le fait de cette altération, le mucus agit comme ferment sur les divers principes de l'urine, et en particulier sur l'urée, qu'il redouble en carbonate d'ammoniaque et en eau. En présence de l'ammoniaque, le phosphate soluble de magnésie passe à l'état de phosphate ammoniaco-magnésien (triple phosphate), qui se sépare à cause de son insolubilité dans les liqueurs alcalines. Le phosphate de chaux, qui ne reste dissous dans l'urine qu'en raison de son acidité, se précipite également aussitôt que l'urine devient alcaline par la formation d'ammoniaque. *Toute la pathogénie de la gravelle phosphatique se réduit donc, pour nous*, dit M. Desnos, *à la présence d'une inflammation siégeant en un point quelconque de la muqueuse des voies urinaires* et modifiant les sécrétions de cette membrane. »

Cette manière de voir, ajoute l'auteur de l'article, est généralement acceptée, nous devons dire pourtant que pour Bence Jones la formation du sédiment aurait, dans certaines circonstances, *pour cause immédiate* une augmentation de la proportion des phosphates contenus dans l'urine; c'est cet excès qu'il appelle la vraie *diathèse phosphatique*, c'est-à-dire celle qui s'accompagne d'un excès d'excrétion des phosphates alcalins et terreux de l'urine. L'auteur anglais reste assez isolé dans son opinion, dit toujours M. Desnos, et ne fournit pas la preuve des rapports directs qui existeraient entre les calculs phosphatiques et cette diathèse.

Rosenstein, dans son *Traité des maladies des reins* (1), parle aussi d'une diathèse phosphatique en vertu de laquelle, par suite d'une excitation anomale du système nerveux, les phosphates *en excès dans l'intérieur du corps* s'accumuleraient dans les canalicules urinifères et dans les bassinets; mais cet auteur, après avoir hasardé cette suppo-

(1) Rosenstein, *Traité des maladies des reins*. Traduction française de Bottentuit et Labadie Lagrave. Paris, Ad. Delahaye, 1874.

sition, ajoute qu'elle manque de fondement et que le catarrhe local est dans tous les cas la seule cause déterminante.

M. Bouchardat, lui aussi, admet l'existence possible d'une diathèse phosphatique, qu'il appelle *phosphyostase;* mais il conclut, comme nous l'avons vu, que la véritable maladie est dans l'inflammation des voies urinaires.

Nous ne parlerons que pour mémoire du *catarrhe lithogène* de Meckel et des travaux de Scherer, chimiste allemand, qui, attaquant les gravelles diathésiques, les fait dériver d'une fermentation acide ou d'une fermentation alcaline ; la première amenant la précipitation de l'acide urique, dérivant de la formation d'acide lactique (mais dans le choléra on trouve de l'acide lactique en excès et pas d'acide urique, ce qui contredit l'opinion émise par cet auteur), et une fermentation alcaline faisant précipiter les phosphates.

M. R. Leroy d'Etiolles, au chapitre : GRAVELLE DE PHOSPHATE DE CHAUX de son traité nous dit : « La gravelle phosphatique proprement dite , formée dans le rein et dépendant d'un excès de sécrétion de chaux et de magnésie, est rare. Je ne connais qu'un petit nombre d'exemples de malades affectés de ce genre de gravelle; ceux-là sont plutôt d'une constitution délicate et disposés à l'*anémie.* Nous noterons en passant cette assertion d'un auteur qui, par ses travaux et ceux de son père, possède une

grande expérience et une grande autorité sur
toutes les questions relatives à la gravelle, car elle
confirme le résultat de nos observations. Malheureusement, M. Leroy d'Etiolles ne donne aucun
renseignement étiologique sur cette gravelle phosphatique formée dans le rein, et c'est surtout l'é-
tiologie qui en est importante.

Nous citerons enfin l'opinion émise par M. Mialhe
devant l'Académie et qui, le premier, affirme net-
tement l'existence de deux gravelles phosphatiques :
« L'une de ces gravelles est une gravelle contenant,
outre les phosphates terreux existant normalement
dans l'urine, une certaine quantité d'ammoniaque :
c'est la gravelle phosphatique ammoniacale ou
gravelle catarrhale des auteurs; l'autre est une gravelle uniquement composée par des phosphates
terreux, c'est-à-dire par des phosphates de chaux et
de magnésie. Or, cette dernière gravelle est une
gravelle diathésique. Elle reconnaît pour cause une
lésion du système nerveux qui préside aux fonctions chimiques s'accomplissant dans les glandes
rénales pendant l'excrétion de l'urine. »

Comme on a pu le voir par cet exposé, les auteurs, à l'exception de M. Mialhe, quoique concluant
tous que la gravelle phosphatique provient d'une
inflammation des voies urinaires, semblent una-
nimes à admettre la possibilité d'une gravelle phosphatique primitive. Pourquoi n'ont-ils donc pas
conclu à son existence? Nous pensons que c'est

parce que le champ d'expériences leur a manqué. En effet, la gravelle phosphatique primitive est rare, mais néanmoins, après quelques années de pratique médicale à Contrexéville, on ne saurait la mettre en doute. On sait, en effet, que cette station est par excellence le rendez-vous de tous les malades atteints de gravelle blanche ou grise.

Voyons maintenant pourquoi on doit, suivant nous, admettre l'existence d'une *gravelle phosphatique primitive.*

Rôle des phosphates dans l'organisme. — Dans la constitution des êtres vivants entrent des matières organiques et des matières minérales, parmi lesquelles on reconnaît en première ligne les phosphates.

Les végétaux eux-mêmes sont composés, comme on le sait, de deux principes, le ligneux et une matière azotée, et celle-ci, comme l'ont démontré de Saussure, Payen et Boussingault, est très-riche en phosphates, que l'on enlève, comme l'a fait, en 1856, le chimiste Corenwinder, au moyen d'un réactif, la matière azotée des plantes; on leur enlève en même temps les phosphates qu'elles contiennent. Enfin, M. Georges Ville a démontré que si on faisait germer et se développer du blé dans un sol complétement privé de phosphates, la plante ne produisait pas de graines.

Nous voyons donc quelle large part les phosphates prennent dans la nutrition des plantes.

Dans le règne animal, leur distribution est très-inégale, très-faible chez le mollusque, elle augmente à mesure que les êtres sont placés plus haut dans l'échelle animale. Les analyses suivantes, faites par de Bibra sur les cendres des muscles de nombreuses espèces animales, nous montrent, en effet, que ces cendres sont en presque totalité composées de phosphates :

Muscles séchés à 100°	Cendres p. 100 de muscles.	Phosphates alcalins.	Phosphate de chaux.
Ecureuil..........	5 40	85 54	11 42
Lièvre...........	4 48	79 80	15 10
Chevreuil.........	4 68	72 00	20 60
Bœuf............	7 71	76 80	16 48
Veau............	» »	89 88	10 20
Chat............	5 36	74 13	20 78
Renard..........	3 85	74 08	22 40
Corbeau.........	5 06	70 07	28 40
Faucon..........	4 73	90 40	8 45
Hibou...........	4 40	76 40	23 60
Poule..........	5 51	84 72	13 89
Canard sauvage....	4 48	84 00	14 80
Grenouille	4 96	64 00	15 00
Perche..........	7 08	54 39	44 34
Carpe..........	6 10	44 19	42 20
Moyenne....	5 27	74 68	21 15

Ainsi, les phosphates entrent pour plus de 95 pour 100 dans la composition de la cendre des muscles des animaux, avec prédominance du phosphate de magnésie chez les mammifères et de phosphates de chaux chez les poissons. Chez l'homme,

le phosphate de magnésie se rencontre dans tous
les tissus et dans toutes les humeurs du corps. Le
sang en contient 1,68 pour 1 000 d'après Poggiale
(*Comptes rendus de l'Académie des sciences*, t. XXV,
p. 110). Les muscles renferment, d'après Chevreul,
0,23 pour 1 000 de phosphate de magnésie, et
Liebig a montré que le phosphate de magnésie
était plus abondant dans le muscle que le phosphate de chaux.

Les résidus de notre corps, des os, des muscles
qui se renouvellent constamment et contiennent
des phosphates de chaux et de magnésie, de potasse
et de soude, les résidus de nos aliments, du pain, par
exemple, qui en contient également, sont éliminés
incessamment. Leur solubilité dans les liquides de
l'économie et dans l'urine faiblement acide explique pourquoi on ne rencontre pas plus fréquemment des dépôts phosphatiques dans les urines.
Cela aura lieu seulement si l'urine est alcaline ou
s'ils sont produits en quantité exagérée.

Ils seront en grande quantité lors de certaines
maladies graves ayant plus ou moins altéré l'économie et troublé la nutrition.

*La dénutrition, l'autophagie et l'autocombustion
que subissent les malades dans ces conditions expliquent que leurs matières organiques se brûlant facilement il se fasse des dépôts de matières minérales
qui ne peuvent plus être dissoutes.*

On a, en effet, constaté la présence des phosphates

dans les matières fécales des typhiques et des dysentériques, et c'est surtout chez des tuberculeux qu'il nous a été donné de constater ce genre de gravelle, qui peut se rencontrer dans toutes les cachexies.

Mais à côté des tuberculeux il est d'autres malades chez lesquels se rencontre la gravité phosphatique primitive ou chez lesquels au moins *nous* l'avons rencontrée. Le nombre de ces cas est, nous l'avons dit, assez rare, et rare aussi est le nombre des officiers de marine qui viennent faire appel à l'efficacité des eaux de Contrexéville, qui ne possèdent pas encore d'établissement militaire. Ayant remarqué chez plusieurs d'entre eux, ceux surtout qui revenaient de Cochinchine, l'existence de la gravelle phosphatique sans catarrhe des voies urinaires, nous avons été amené à conclure que, par suite des troubles de nutrition qu'amenait le séjour dans un climat si dangereux pour les Européens, nos marins perdaient également leur matière minérale et se dénourrissaient (qu'on me pardonne ce néologisme). Cette dénutrition amenait chez eux des graviers phosphatiques rénaux sans maladie locale.

Un autre malade, cuisinier dans une grande maison, nous est venu aussi atteint de gravelle phosphatique primitive. Chez lui, voici, pensons-nous, comment on doit l'expliquer. Pour une bonne nutrition, un air pur est nécessaire : dès que l'air est vicié, il peut y avoir *dénutrition*. L'action d'un gaz toxique comme l'oxyde de carbone est très-marquée chez les gens qui y sont fréquemment exposés.

Cette même explication conviendrait pour une ouvrière de Paris, cliente du docteur Péan, qui rendait des proportions énormes de phosphates.

Enfin deux autres observations nous ont été communiquées par notre regretté confrère le docteur Chalvet, agrégé à la Faculté. Dans l'une, il s'agit de calculs rénaux volumineux et composés de phosphates de chaux, qui proviennent d'une femme morte tuberculeuse dans le service du docteur Matice à l'hôpital de la Pitié, et dont les urines, d'une acidité sensiblement normale, n'avaient présenté aucune trace de catarrhe (fig. 5).

La seconde observation date de 1869 ; elle provient également d'une femme qui, après avoir présenté des signes évidents de tuberculisation pulmonaire, succomba à une hernie étranglée. Cette malade, peu avant sa mort, expulsa, sous l'influence d'efforts de vomissements, des graviers phosphatiques, alors que jusque-là ses urines n'avaient présenté aucune altération.

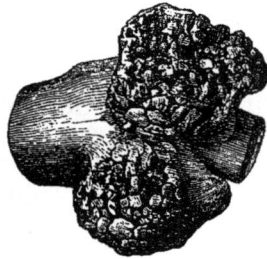

Fig. 5. Calcul rénal composé de phosphate de chaux (Chalvet).

Disons, pour conclure, que l'auteur si compétent

de ces deux observations admettait fort bien que la dénutrition avait pu produire ces calculs phosphatiques rénaux, car il n'y avait pas, comme il nous l'a affirmé, de maladie locale.

Comme on l'a vu par l'exposé précédent, *la gravelle phosphatique primitive peut être causée par une dénutrition permettant aux phosphates provenant des résidus de notre corps et de nos aliments de s'accumuler dans les reins et de s'y déposer.* Ce genre de gravelle ayant été observé chez dix malades, dont deux officiers de marine ayant habité la Cochinchine, un capitaine d'artillerie de marine qui avait résidé au Sénégal, un aumônier de la marine, un cuisinier anémié par l'oxyde de carbone, une femme vivant dans une atmosphère viciée et quatre tuberculeux.

Nous avons vu que l'existence de la gravelle phosphatique primitive était niée, ou du moins mise en doute par la plupart des auteurs, qui n'admettent qu'une *gravelle phosphatique secondaire* ou gravelle catarrhale *causée par l'alcalinité de l'urine et la fermentation de ce liquide avant son émission.* Nous allons examiner comment l'urine peut devenir alcaline et quelle est la cause de cette fermentation ; nous dirons ensuite comment cette manière de voir ne peut expliquer toutes les gravelles phosphatiques, et pourquoi on est obligé de reconnaître l'existence d'une gravelle phosphatique primitive.

Les causes de l'alcalinité de l'urine sont les suivantes, et le dépôt de phosphates aura lieu, quelle que soit la cause de l'alcalinité, dit M. Bouchardat, que nous allons citer textuellement :

« *Ingesta*. — L'usage et surtout l'abus des alcalins, bicarbonates de soude, de potasse, de sels de soude et de potasse, dont l'acide est organique, des eaux alcalines (Vichy et Vals), favorisent le dépôt des phosphates dans la vessie. Une nourriture dans laquelle il rentre beaucoup de fruits, d'herbes, de pommes de terre, de fraises, produit le même effet en rendant les urines alcalines.

« *Vessie se vidant mal*. — Ces ingesta ne produisent pas les mêmes effets chez les différents sujets, parce que chez les uns, la vessie est saine et se vide complétement, tandis que chez les autres, cette même vessie paralysée ou enflammée a perdu sa force contractile et alors elle ne peut se vider qu'incomplétement par la seule action des muscles abdominaux.

« C'est pourquoi ces calculs se rencontrent fréquemment chez les vieillards dont les voies urinaires sont malades, et chez lesquels l'émission de l'urine peut être gênée par diverses causes, telles que les paralysies, les inflammations chroniques, les rétrécissements de l'urèthre, les hypertrophies de la prostate. Les cystites chroniques, dont le point de départ est la vessie, sont rares ; mais les cystites qui ont débuté sous l'influence des maladies du canal de l'urèthre, d'anciennes blennorrhagies qui ont amené des rétrécissements, sont très-fréquentes.

« *Fermentation ammoniacale.* — Nous avons dit que si la vessie ne se vide pas, ou ne se vide qu'incomplétement, les urines qu'elle contient peuvent devenir alcalines. Comment se produit ce phénomène ? C'est que l'urine renferme de l'urée (nous rejetons, en moyenne, par les urines 25 grammes d'urée par vingt-quatre heures). Cette urée peut se décomposer en carbonate d'ammoniaque, et il suffit pour cela que *deux équivalents d'eau* viennent s'ajouter à la formule de l'urée.

« Cette décomposition de l'urée en acide carbonique et en ammoniaque s'effectue le plus souvent sous l'influence d'un ferment spécial organisé et vivant. On a donné à cette transformation le nom de *fermentation ammoniacale.*

« *Cause de cette fermentation ammoniacale.* — Cette transformation de l'urée en carbonate d'ammoniaque est-elle spontanée? Non. Nous pouvons laisser très-longtemps de l'urée dans de l'eau et il n'y aura point de décomposition. Les urines qui ne contiennent comme produit organisé que des cellules d'épithélium et de mucus, ne subissent point dans la vessie la fermentation ammoniacale; mais il n'en est pas de même des urines qui renferment du pus; elles subissent habituellement la fermentation ammoniacale. Ici se présente une question. Est-ce le pus seul? Ou bien est-ce le pus accompagné d'un ferment spécial? On ne le sait pas; mais ce que nous savons, c'est que presque toutes les fois qu'il y a du pus dans l'urine, elle se décompose. »

Ce n'est évidemment pas *le pus seul* qui produit la fermentation ammoniacale, et les observations dans lesquelles on rencontre une quantité plus ou moins considérable de pus existant dans une urine acide ne sont pas rares à Contrexéville. Nous allons en citer deux exemples.

M. R***, homme de quarante-cinq ans, fort et bien constitué, avait toujours joui d'une bonne santé, lorsqu'il fut pris d'une paraplégie complète avec paralysie du rectum et de la vessie. L'iodure de potassium eut en grande partie raison de cet état, si bien que le malade put assez recouvrer l'usage de ses jambes pour pouvoir se livrer à l'exercice de la chasse, qu'il affectionnait beaucoup. Il n'en fut malheureusement pas de même de la vessie, qui, ainsi que le rectum, resta paralysée et nécessita l'évacuation de l'urine au moyen de la sonde. Venu à Contrexéville en 1868 pour la première fois, nous examinâmes l'urine, qui était normalement acide et ne contenait, comme produit pathologique, que du pus en quantité considérable et formant un dépôt compacte au fond du verre à expérience. L'ingestion de l'eau en boisson, l'usage de lavages vésicaux *prolongés* avec la sonde à double courant, pendant lesquels 20 litres d'eau minérale

4

à la température de 20 degrés traversaient la vessie en une demi-heure ; l'emploi de douches ascendantes, de douches périnéales et hypogastriques amenèrent un changement notable dans son état ; mais le matin seulement, pendant et après la boisson à la source, le malade vidait sa vessie sans l'usage de la sonde, qu'il était obligé de reprendre le soir. Le rectum seul recouvra sa contractilité d'une manière durable. Peu après son départ de Contrexéville, l'atonie vésicale reparaissait et le pus était à nouveau trouvé en quantité très-notable. Nous avons depuis revu souvent ce malade, chez lequel, malgré tous nos efforts et tous les moyens thérapeutiques mis à contribution par nos confrères d'une Faculté voisine, on n'a jamais pu rendre à la vessie une contractilité que recouvrent au moins en partie à Contrexéville les vieillards à vessie atonique avec un traitement bien moins énergique. Ce cas, tout à fait exceptionnel et dû surtout à la cause de la maladie, m'a permis de suivre le malade plusieurs années, et jamais chez M. R*** il n'y a eu trace de phosphate dans les urines.

L'autre exemple provient d'un malade qui nous fut adressé, en 1873, par le docteur Letievant, chirurgien en chef de l'Hôtel-Dieu de Lyon, avec ces renseignements : « M. G***, quoique jeune encore (trente-trois ans), urine depuis *huit à dix ans* du muco-pus en assez grande abondance ; les symptômes dysuriques ne se sont manifestés que depuis un ou

deux ans, mais ils prennent depuis quelque temps
un caractère sérieux d'intensité. Aucun traitement
n'a eu de bons effets suivis : narcotiques, balsamiques, antispasmodiques, etc., tout a été mis à
contribution. Des injections balsamiques pratiquées dernièrement ont été suivies d'accidents
suraigus. » Le malade arriva à Contrexéville très-
fatigué, et nous compléta les renseignements de
notre confrère en nous apprenant que c'est à la
suite de l'application d'un vésicatoire, en 1872,
qu'une cystite aiguë étant survenue, les symptômes
dysuriques ont commencé. Il a maintenant des
accès de fièvre très-fréquents, des besoins d'uriner qui, la nuit, par exemple, ont lieu chaque
demi-heure. L'état général est mauvais et l'examen
de l'urine laisse voir un dépôt considérable. Ce dépôt, exclusivement composé de pus, atteint, dans
un vase cylindrique de 25 centilitres de capacité, la
hauteur de 24 millimètres!

Encore chez ce malade, que nous avons revu
l'année suivante, il n'y avait *pas traces de phosphates*. Sans raconter en détail cette observation,
nous ajouterons que M. G*** recouvra la santé à
Contrexéville. Les forces revenues, la fièvre dispa-
rue, très-peu de pus dans les urines, une à deux
mictions chaque nuit, tel était l'état du malade le
4 juillet 1874.

Il devient évident après ces deux observations
que le pus seul ne peut amener la décomposition

de l'urine, puisque, chez nos deux malades, des urines contenant une quantité considérable de pus pendant plusieurs années consécutives, étaient restées acides et n'avaient pas présenté trace de cristaux phosphatiques. Cette transformation d'une urine arrivant aux reins, normalement constituée, a donc lieu sous l'influence d'un *ferment*.

Quel est ce ferment et comment est-il introduit dans les voies urinaires? Tell sont les deux côtés intéressants de cette question.

Ce ferment, découvert en 1860 par M. Pasteur, est formé de chapelets de globules assez semblables à ceux de la levûre, mais bien plus petits; leur diamètre est d'environ $0^{mm},0015$.

Il se développe plus facilement dans un milieu alcalin que dans un milieu acide, et les expériences de M. Van den Breck prouvent qu'il ne préexiste pas dans l'urine.

Dans cette fermentation, la moitié du carbone de l'urée fixe deux équivalents d'oxygène pour se transformer en acide carbonique, tandis que deux équivalents d'hydrogène se combinent à l'azote :

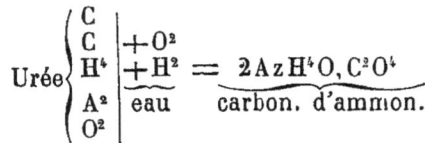

$$\text{Urée} \begin{cases} C \\ C \\ H^4 \\ A^2 \\ O^2 \end{cases} \begin{aligned} +O^2 \\ +H^2 \\ \text{eau} \end{aligned} = \underbrace{2\,Az\,H^4O, C^2O^4}_{\text{carbon. d'ammon.}}$$

En présence de l'ammoniaque, le phosphate soluble de magnésie passe à l'état de phosphate am-

moniaco-magnésien (triple phosphate), qui se sépare
à cause de son insolubilité dans les liqueurs alcalines; le phosphate de chaux se précipite également
aussitôt que l'urine devient alcaline par la formation d'ammoniaque.

Quant à la seconde partie de la question, elle a
donné lieu l'an dernier (1) à une longue discussion
devant l'Académie, entre MM. Pasteur, Bouillaud,
Gosselin, Mialhe, Colin et Chauffard. Le premier affirme que, dans l'état actuel de la science, les urines
deviennent ammoniacales par suite de la présence
d'un petit *ferment qui est amené de l'extérieur soit
par le sang, soit par le canal de l'urèthre,* et qu'une
sonde, notamment, pourrait dans certains cas en
porter le germe dans la vessie.

M. Mialhe ajoute que des expériences faites en
1847 avec M. Martin Magron et confirmées par des
travaux ultérieurs, il conclut que l'introduction de
l'air dans la vessie déterminait l'altération ammoniacale des urines, et que cette altération ne pouvait se produire que chez des individus ayant subi
le cathétérisme (il importe ici de ne pas oublier
que cet auteur admet une gravelle phosphatique
diathésique).

Enfin, M. Gosselin, qui a présenté sur ce sujet
avec M. Robin une note à l'Académie des sciences,

(1) Voir le *Bulletin de l'Académie de médecine* de février, mars,
avril 1875.

en 1873, réfute l'opinion de M. Mialhe et résume la question en disant :

« On trouve journellement des urines alcalines, chez des malades qui n'ont jamais été sondés. Quant au fait avancé par M. Pasteur que, depuis qu'il a attiré notre attention sur la présence d'un ferment dans les urines ammoniacales, nous avons toujours trouvé ce ferment dans les urines que nous avons examinées, ce fait est parfaitement exact; mais j'ajouterai, avec M. Pasteur, qu'il faut des conditions pathologiques spéciales, une affection générale ou une suppuration de la vessie pour que ces organismes puissent prendre naissance dans les urines. Ces lésions, comme le faisait encore remarquer M. Pasteur, ne sembleraient agir ici que comme causes prédisposantes propres à favoriser le développement du ferment de l'urée. Seulement je ne crois pas que ce ferment vienne directement de l'extérieur; je pense qu'il vient par les voies respiratoires et circulatoires. La preuve, c'est que les urines peuvent devenir ammoniacales, non-seulement dans la vessie, mais encore sur tout le trajet des voies urinaires, et je m'appuie, pour parler ainsi, sur deux expériences que j'ai faites sur deux malades ayant des urines ammoniacales et dont l'urine pouvait s'écouler au dehors au fur et à mesure qu'elle descendait des reins. Cette urine était ammoniacale et n'avait pas séjourné dans la vessie; la transformation de l'urée en carbonate d'ammoniaque, ajoute M. Gosselin, peut donc s'effectuer ailleurs que dans la vessie, et semblerait pouvoir se faire dans les reins. »

Ainsi donc, dans l'état actuel de la science, on admet que *sous l'influence d'un ferment venu de l'extérieur, soit par les voies respiratoires, soit par une sonde introduite dans la vessie, la décomposition de l'urine ait lieu et qu'alors, l'urée se dédoublant en eau et carbonate d'ammoniaque, le phosphate soluble de magnésie contenu dans l'urine passe à l'état de phosphate ammoniaco-magnésien qui se précipite ainsi que le phosphate de chaux à cause de leur insolubilité dans les liqueurs alcalines.*

Voici donc la gravelle phosphatique expliquée; pourquoi cette théorie ne peut-elle convenir à tous les faits que nous avons observés?

1° Parce qu'il est des cas où malgré la production de phosphates, l'urine reste *plus ou moins acide.*

2° Parce qu'on ne saurait, par ce moyen, expliquer *les gravelles alternantes* qui voient chez un même malade se produire un jour de l'acide urique dans une urine très-acide et le lendemain du phosphate de chaux dans une urine neutre ou alcaline.

Ce n'est pas moi qui, le premier, émet l'opinion qu'il peut exister des sédiments phosphatiques dans les urines acides.

Golding Bird prétend que, dans la majorité des cas, l'urine qui dépose du triple phosphate est acide au moment de son émission. Ce que je viens apporter ici, c'est le résultat d'observations cliniques. Voici les moyens que j'ai employés pour chiffrer l'acidité ou l'alcalinité de l'urine. J'ai fait deux solutions : l'une acide avec 1 partie d'acide azotique et 100 d'eau distillée ; une seconde alcaline, avec 1 partie de potasse caustique, pour la même quantité de véhicule. Versant ensuite 10 cenmètres cubes de l'urine à examiner dans un verre conique, j'ai laissé tomber goutte par goutte une certaine quantité de la solution, que j'employais jusqu'à ce que l'urine arrivât à l'état neutre et fût sans aucune action sur le papier de tournesol bleu et rouge. J'employais naturellement le réactif acide pour les urines alcalines, le réactif alcalin pour les urines acides. Quant à la pipette graduée dont je me suis constamment servie, c'est celle de l'*hydro-timètre* de M. Boutron, que j'avais seule sous la main, lorsqu'il y a cinq ans je commençai mes premières expériences, et qui m'avait été procurée par notre excellent confrère le docteur Brun, pour faire à Contrexéville l'examen de quelques sources d'eau potable.

L'examen porta d'abord sur l'urine émise le matin par des hommes adultes âgés de trente à soixante ans, et dans un état de santé parfaite ; leur urine acide nécessitait presque uniformément quinze divisions de la pipette remplie de solution alcaline, pour être ramenée à l'état neutre et ne plus rougir sur le papier de tournesol. Sur quinze expériences, il n'y eut pas un écart de deux divisions.

Cet examen, fait avec la solution acide chez la majorité des phosphaturiques, m'a fait voir que chez beaucoup d'entre eux il fallait quinze, trente et jusqu'à quarante-cinq divisions de cette solution, pour ramener leur urine à l'état neutre, et m'a permis de constater les progrès que faisait leur guérison sous l'influence du traitement hydrominéral. Quoique buvant une eau alcaline, l'urine du matin devenait, chez ces malades, de moins en moins alcaline, et dans la moitié des cas elle était au départ *plus ou moins acide*. Ce fait clinique très-important demande à être signalé tout particulièrement.

J'ai pu, par exemple, suivre chez un malade atteint de la gravelle catarrhale ou secondaire, M. K., ancien avoué de Schlestadt, les progrès de la cure, dont voici l'histoire abrégée. Ce malade se plaignait de souffrir depuis longtemps de la vessie et des reins, et de rendre des urines gluantes, qui devenaient mêmes sanguinolentes, après les grandes fatigues. Son urine, qui contenait une grande quantité de phosphate ammoniaco-magnésien, nécessitait, le 12 juin, trente et une divisions de la solution acide, pour passer à l'état neutre; le 18, elle n'en demandait plus que quinze, et le 24 juin douze seulement; le 30, à la fin du traitement, elle était absolument neutre. Revenu en 1874, après deux ans d'absence, lc malade accusa une amélioration survenue dans son état général, moins de maux de reins, plus de coloration rouge des urines par du sang, mais une expulsion de pâte blanche. Le 11 juin, l'urine annonçait encore une alcalinité marquée et mesurait vingt-six divisions de la solution acide; mais bientôt elle devenait acide, sous l'influence de l'ingestion de l'eau, et le 20 du même mois elle nécessitait dix divisions de solution alcaline, pour ne plus rougir le papier de tournesol, et ne contenait plus de phosphates.

J'ai pu constater que, dans trois cas de gravelle phosphatique primitive, j'ai vu l'urine acide; mais alors, au lieu de quinze divisions de la solution alcaline, il ne fallait plus que cinq divisions dans un cas, et sept dans l'autre, et près de neuf dans le troisième, pour ramener l'urine à l'état neutre. L'acidité était donc moindre qu'à l'état normal.

Le dernier de ces malades, client de M. le docteur Léon Duchesne, était un homme de trente ans qui, depuis l'âge de quatorze ans, avait expulsé souvent des phosphates dans ses urines, et avait eu trois coliques néphrétiques suivies de l'expulsion de graviers de phosphate de chaux. Lorsque je le vis à Contrexéville, le 10 juillet 1871, son urine, légèrement trouble, contenait des cristaux phosphatiques et cependant elle était assez acide pour qu'il fallût neuf divisions de la solution alcaline pour la ramener à l'état neutre.

Les deux autres exemples appartiennent à des officiers de marine qui avaient séjourné, l'un en Cochinchine, l'autre au Sénégal et qui, partis bien portants et indemnes de toute affection vésicale, en avaient rapporté une gravelle phosphatique, avec coliques néphrétiques et émission de graviers assez volumineux et assez consistants de phosphate de chaux. L'urine des phosphatiques peut donc exceptionnellement être acide; mais, dans tous les cas que nous avons observés, *elle était moins acide que l'urine normale.*

L'expérience m'a aussi appris que, dans la généralité des cas, l'acidité de l'urine des graveleux uriques excédait peu ou point celle de l'urine normale et nécessitait entre quinze et vingt divisions de ma solution alcaline pour être ramenée à l'état neutre. Quelquefois je l'ai vu aller à quarante, et même une fois à soixante-cinq; mais comme je m'occupais surtout de la gravelle phosphatique, je n'ai pas recherché la cause de cette acidité. Je rappellerai du reste ici que, depuis la lecture de ce mémoire à l'Académie de médecine (7 mars 1876), M. le professeur Gubler a dit avoir rencontré de l'acide urique dans des urines alcalines. (*Société d'hydrologie,* séance du 20 mars 1876.)

Nous avons dit que, si on n'admet qu'une gravelle phosphatique secondaire, il est impossible d'expliquer l'alternance de la gravelle urique et de la gravelle phosphatique. En effet, dans ces cas où

l'on voit d'un jour à l'autre se succéder ces deux
états pathologiques si dissemblables chez le même
malade, il ne saurait être question d'expliquer la
phosphaturie par la fermentation ammoniacale.
Cette gravelle alternante est, pour la première fois,
signalée par M. Civiale, qui cite un exemple emprunté à Naumann (1), ensuite par Trousseau et
depuis par Leroy d'Etiolles fils (2), qui rapporte
quatre exemples de transformation alternative de
gravelle phosphatique en gravelle urique. Très-
rare d'ailleurs, et inexpliquée jusqu'à ce jour, elle
ne s'est présentée, à notre observation, qu'une fois
chez un malade vu par MM. Gubler, Archambault
et Cusco.

Vu la rareté des faits de ce genre, nous allons
relater en détail cette observation.

Le 4 août 1874, M. X** 'arrivait à Contrexéville,
porteur d'une lettre de M. Archambault qui me
donnait les renseignements suivants : « Quand j'ai
vu le malade pour la première fois, il y a dix-huit
mois à peu près, il avait une *dyspepsie* très-pro-
noncée, dyspepsie flatulente, gastro-intestinale,
avec appétit très-incomplet. Je lui prescrivis des
poudres absorbantes, une eau alcaline et des frictions sur la peau. Survint alors un *eczéma* qui se
généralisa et dut être traité; l'eczéma terminé,
M. X*** eut un accès de coliques néphrétiques, suivi

(1) *Handbuch der medicinische Klinik*, t. VI, p. 398.
(2) *Traité pratique de la gravelle*, p. 83.

de l'émission de graviers assez volumineux de *phosphate de chaux*. Dans ces derniers temps, le malade n'a souffert que par intervalles, de douleurs de reins et d'une fatigue portée très-loin. Quand ces douleurs deviennent très-violentes, elles s'accompagnent de troubles intestinaux qui se terminent par de la diarrhée. Il y a aussi par moments des accès d'oppression, sans que ce soit pourtant de l'*asthme*. Dans ces conditions, la fatigue est extrème et la moindre marche devient épuisante.

« L'état des urines est fort remarquable, et vous en prendrez une idée très-exacte en lisant les analyses qui vous seront remises et qui sont fort bien faites. Peut-être, ajoute M. Archambault, serait-il bon que vous les vissiez avant de commencer le traitement pour juger de son effet ».

Le malade me remit, en même temps que cette lettre, des analyses complètes, faites par M. Duroy, à Paris, ainsi qu'une seconde lettre de M. le professeur Gubler, qui avait aussi constaté l'état des urines.

J'examinai moi-même le malade à son arrivée: c'était un homme de trente-six ans, de taille moyenne, bien constitué; le système musculaire est bien développé; néanmoins la face est pâle et l'aspect du malade est celui d'un homme vigoureux, mais très-fatigué. M. X*** me raconte qu'il a éprouvé, à l'âge de vingt-deux ans, des maux de reins (?) qui ont amené M. Nélaton à faire appliquer des cautères sur la région rénale; il ne peut me donner de détails sur cette maladie, et ajoute que depuis dix ans il est dyspeptique, qu'il a fait usage d'eau de Vichy et d'eau ordinaire coupée d'eau-de-vie, pour combattre cette dyspepsie qui s'est, sous l'influence du traitement conseillé au malade par M. Archambault, notablement amendée; ses digestions sont aujourd'hui meilleures et en temps ordinaire les selles régulières; il a peu d'appétit. Ce malade accuse en outre des maux de reins plus ou moins continus, s'accompagnant quelquefois d'une douleur en ceinture, s'irradiant jusqu'au bas ventre, et de douleurs au périnée. La miction est facile, non douloureuse, assez fréquente; elle a lieu deux à trois fois chaque nuit. M. X*** a eu deux crises néphrétiques dans les dix-huit mois qui ont précédé son arrivée à Contrexéville, et ces crises, suivies de l'émission de *graviers de phosphate de chaux* dans des urines *troubles et légèrement alcalines*, sont accompagnées, à l'inverse de crises néphrétiques ordinaires, de diarrhée et aussi d'accès d'oppression et de toux; entre ces crises, le malade rend de l'urine *claire acide*, charriant *du sable urique* ou *de l'urate de soude.*

Dans une situation de fortune brillante, M. X*** travaille néanmoins du matin au soir, la plupart du temps dans un appartement bas de plafond et prend très-peu d'exercice à l'air libre. Il reconnaît d'ailleurs, le premier, que son hygiène est des plus contraires à sa santé.

L'urine de la nuit qui suivit l'arrivée du malade
est examinée par moi le 4 août 1874. Elle est limpide, jaune ambré, et laisse seulement, par le refroi-
dissement, déposer un nuage peu consistant à la
partie inférieure du vase qui la contient. Son *acidité* est de beaucoup supérieure à celle de l'urine
normale, puisque pour ramener 10 centimètres
cubes de cette urine à l'état neutre je dus employer
trente-neuf divisions de la pipette pleine de la solution alcaline (au lieu de quinze); sa densité est
de 1030, elle ne se trouble pas par la chaleur et
ne présente aux réactifs appropriés aucune trace
d'albumine ni de glycose; enfin, porté sous le champ
du microscope, le dépôt laisse voir de cristaux
d'*acide urique* accompagnés de quelques cristaux
octaédriques d'*oxalate de chaux.*

Le malade commence un traitement hydrominéral composé de boisson le matin, à jeun, exclusivement et de bains de trente minutes chaque jour.
Il arrive progressivement à ingérer 2 litres d'eau
sans fatigue ; lorsque le 11 août, après quelques
douleurs de reins, il émet une urine pâle laissant
un dépôt blanchâtre que j'examinai aussitôt. La
réaction était très-légèrement alcaline et presque
exactement *neutre,* la densité 1020, la chaleur y
détermine un *précipité* qui se dissout complétement
avec une grande effervescence par l'addition de
quelques gouttes d'acide azotique. Enfin le microscope fait voir que le dépôt est composé de phosphate

neutre de chaux et de magnésie; le lendemain les urines étaient redevenues normalement acides et ne déposaient plus de phosphates.

Dix jours après, le 21 août, le même phénomène se reproduisit et ne dura pas vingt-quatre heures, et lorsque M. X˙˙˙ quitta Contrexéville, à la fin d'août, ses urines étaient normalement acides et présentaient tous les caractères de l'urine physiologique. De retour à Paris, il reprit ses occupations, et néanmoins, jusqu'au mois de décembre de la même année, sa santé ne laissa rien à désirer. Mais sous l'influence des mêmes causes, les mêmes effets se reproduisirent, les maux de reins revinrent et avec eux l'émission, à intervalles éloignés, de phosphates. Les douleurs n'atteignirent plus le paroxysme de la crise néphrétique, et, grâce à l'ingestion de l'eau du Pavillon, le malade expulsa plus facilement les produits pathologiques contenus dans ses reins, et qui s'y rencontrèrent bien moins fréquemment que l'année précédente. M. N. me signala également un fait qui mérité d'être noté : il continua, comme il l'avait fait le matin à la source pendant sa cure, à aller plusieurs fois à la selle; ces selles fréquentes, qui étaient liquides, atteignaient souvent le chiffre de quatre ou cinq par jour, et lorsque cela n'avait pas lieu, les dépôts phosphatiques reparaissaient dans les urines.

Le traitement à la source fut repris le 2 juillet 1875, les urines étant acides et contenant de l'acide urique ; le malade n'expulsa cette seconde année que très-peu de phosphates.

Enfin, aujourd'hui, 25 février 1876, M. X*** me déclare ne plus avoir de maux de reins ; mais, comme il a repris ses occupations, il a encore, toutes les semaines, au moins une émission de phosphates ; c'est-à-dire qu'il lui arrive de temps en temps d'expulser du phosphate de chaux par les reins, alors que les autres jours il les expulse vraisemblablement par les selles ou, vu leur double origine, il ne serait pas possible de les constater, et, comme ce malade observe depuis longtemps les phénomènes auxquels il est sujet, voici ce qu'il a constaté :

« Quand j'ai été *très-préoccupé*, que j'ai beaucoup *travaillé de tête*, me dit M. X..., je rends des *phosphates* ; quand, au contraire, je n'ai pas eu de préoccupations, et surtout quand j'ai dîné en ville, je rends de l'*acide urique*. Lorsque le matin l'urine est claire, j'ai dans la journée plusieurs *selles liquides* ; lorsqu'au contraire elle est troublée par des phosphates, une seule *selle solide*. »

Il est bien évident que, chez ce malade encore, on ne saurait faire intervenir la fermentation de l'urine pour expliquer la phosphaturie. Quoique intermittente, cette gravelle phosphatique appartient à la variété que j'ai appelé primitive, il y a production de phosphate de chaux et de magnésie, accompagné de carbonate de chaux et d'urates,

5

et non de phosphate ammoniaco-magnésien, qui
appartient plutôt à la gravelle phosphatique secondaire.

GRAVELLE PILEUSE.

Avant de terminer cette étude des causes de la
gravelle, nous devons dire un mot de la gravelle
pileuse et de son étiologie.

Quoique connue depuis Hippocrate (1), la gravelle pileuse est encore un problème pour la science.
Son existence ne saurait être mise en doute ; on n'a,
pour s'en assurer, qu'à lire le mémoire présenté
en 1850 à la Société de biologie par Rayer, qui est
le meilleur travail publié sur cette intéressante
question. J'ai moi-même lu à la Société d'hydrologie (2) deux observations de gravelle pileuse
recueillies à Contrexéville. Mais les explications
proposées à notre illustre maître et par moi-même,
sont loin d'être acceptées par la plupart des chirurgiens.

Les cas de trichiasis des voies urinaires (c'est le
nom que donne Rayer à la gravelle pileuse observée
chez l'homme) sont expliqués par lui par la production de poils nés sur la muqueuse urinaire et
expulsés par l'urèthre. Cette hypothèse se trouve

(1) *OEuvres d'Hippocrate,* t. IV, Littré, Paris, 1844.
(2) *Annales de la Société d'hydrologie,* t. XVI, séance du 5 février 1872.

confirmée par Bichat, qui écrivait : « Quelquefois il se forme des poils à la surface des muqueuses, on en a vu dans la vessie, l'estomac et les intestins, j'en ai trouvé sur des calculs des reins (1). »

M. le professeur Broca, au contraire, voudrait expliquer la gravelle pileuse chez la femme, par des kystes paraovariques, ce que nous admettons volontiers, et chez l'homme par des inclusions fœtales, ce que nous nous refusons à admettre au moins dans les cas cités par nous, préférant nous en rapporter à l'opinion de Bichat et de Rayer.

Nous dirons d'ailleurs qu'il serait désirable que les faits recueillis fussent plus nombreux, avant de formuler des règles sur un sujet aussi délicat.

Pour résumer enfin les *causes de la gravelle*, nous ne saurions mieux faire que de reproduire ici les conclusions de notre travail que nous avons lues à l'Académie de médecine dans la séance du 7 mars 1876. Ces conclusions sont les suivantes.

GRAVELLE URIQUE.

Chez 1028 malades atteints de gravelle urique, dont 822 hommes, 197 femmes et 9 enfants, j'ai pu, dans 583 cas, établir la cause principale de cette maladie. Chez les autres malades, ou les

(1) *Anatomie générale*, Paris, t. IV, p. 354.

causes étaient multiples, ou elles n'ont pas été recherchées, ou enfin elles n'ont pu être établies. Cette cause principale a été la suivante :

L'hérédité .... 191 cas.
Des troubles des fonctions digestives..... 160
L'excès d'alimentation................. 101
La vie sédentaire et de défaut d'exercice.. 95
Les émotions morales violentes.......... 35

Enfin un seul exemple de gravelle urique déterminée par un traumatisme sur la région rénale chez un enfant.

Quant à la *gravelle oxalique*, si nous n'en avons rencontré que 47 cas, dont 40 chez l'homme et 7 chez la femme, nous devons dire que, dans plus du tiers des observations microscopiques faites chez des graveleux uriques, nous avons rencontré des cristaux octaédriques d'oxalate de chaux.

Les causes qui amènent ce genre de gravelle sont sensiblement les mêmes que celles qui produisent la gravelle urique, en y ajoutant seulement l'ingestion exagérée d'aliments contenant de l'oxalate de chaux, l'oseille en particulier.

Nous n'avons pas rencontré de calculs de *xanthine*, et dans les deux cas où nous avons observé des graviers de *cystine*, il nous a été impossible de rattacher l'existence de ce produit à une cause particulière. L'un des deux malades, dont le père, atteint de gravelle urique, faisait avec son fils usage

des eaux de Contrexéville, avait en même temps
que des graviers de cystine bien caractérisés et vus
par plusieurs de nos confrères, du sable urique
dans ses urines.

GRAVELLE PHOSPHATIQUE.

Il existe une gravelle phosphatique *primitive*
et une gravelle phosphatique *secondaire* ou catarrhale.

La première est constituée plus spécialement
par le phosphate de chaux, associé à du carbonate
de chaux, à des urates, à d'autres phosphates alcalins.

La seconde est surtout composée de phosphate
ammoniaco-magnésien.

La gravelle phosphatique primitive a été rencontrée par l'auteur chez des individus anémiés, des
marins revenant de Cochinchine ou du Sénégal, et
chez des tuberculeux; elle peut d'ailleurs se produire dans les conditions suivantes :

1° Chez les individus anémiés qui, par suite d'une
véritable dénutrition, brûlent leurs matières organiques et laissent déposer les matières minérales de
leur économie;

2° Elle pourrait exister chez des individus affectés d'une lésion du système nerveux présidant aux
fonctions éliminatoires du rein ;

3° Exceptionnellement, elle se rencontre chez des

malades atteints de diathèse urique et chez lesquels se montre une gravelle alternante avec production, d'un jour à l'autre, d'acide urique dans une urine acide et de phosphate de chaux et de carbonate de chaux dans une urine neutre ou alcaline.

Il peut exister des graviers de phosphate de chaux dans des urines acides; mais l'urine est alors très-généralement moins acide que l'urine normale. L'acidité et l'alcalinité de l'urine a été chiffrée au moyen de solutions acides ou alcalines et d'une pipette graduée.

La gravelle *phosphatique secondaire* est produite par les deux causes suivantes :

1° Lorsqu'il y a fermentation de l'urine avant son émission ;

2° Lorsque l'abus d'alcalins énergiques ou un régime exclusivement végétal a rendu l'urine alcaline.

La fermentation ammoniacale de l'urine est occasionnée par le développement du ferment décrit par M. Pasteur, et introduit dans l'économie soit par les voies circulatoires et respiratoires, soit quelquefois aussi par un instrument introduit dans la vessie.

Il peut exister pendant plusieurs années des quantités très-considérables de pus dans l'urine sans qu'il y ait production de phosphates.

Dans la gravelle phosphatique secondaire, l'urine est toujours fortement alcaline.

L'étiologie de la gravelle de *carbonate de chaux* est encore fort obscure ; néanmoins, ce corps se rencontrant ordinairement associé au phosphate de chaux dans la gravelle phosphatique primitive, on pourrait admettre que les causes de ces deux affections sont les mêmes et que le carbonate de chaux est également produit par une dénutrition.

Enfin, la *gravelle pileuse* peut être causée chez la femme par des kystes paraovariques, et chez l'homme, soit par des inclusions fœtales, soit, beaucoup plus probablement, par la production de poils à la surface de la muqueuse des voies urinaires.

ÉTIOLOGIE DE LA PIERRE

L'étude des causes qui amènent la production de la pierre dans la vessie est intimement liée à l'histoire de la gravelle rénale, qui, dans la grande majorité des cas, en est la cause première.

Il importe donc, avant de commencer cette étude, d'examiner ce que deviennent les graviers formés dans le rein sous l'influence des causes que nous avons énumérées dans les chapitres précédents :

1° Ils passent du rein dans la vessie en déterminant des douleurs plus ou moins vives, et le plus souvent une *colique néphrétique.*

2° Ils se développent dans le rein et y acquièrent un volume plus ou moins considérable.

3° Ils peuvent, après s'être engagés dans l'uretère, y séjourner et déterminer des accidents graves.

4° Enfin, arrivés dans la vessie, s'ils ne sont pas expulsés, ils deviennent le noyau de calculs plus ou moins volumineux.

5° Exceptionnellement, on les voit se briser spontanément dans la vessie et sortir par les voies naturelles.

Nous allons examiner brièvement ces différentes hypothèses.

I

LES GRAVIERS FORMÉS DANS LE REIN PASSENT DANS LA VESSIE EN
DÉTERMINANT DES DOULEURS PLUS OU MOINS VIVES ET LE PLUS
SOUVENT UNE COLIQUE NÉPHRÉTIQUE.

Nous devons ici retracer, au moins en abrégé,
l'histoire des douleurs si connues des visiteurs de
Contrexéville.

Nous dirons ensuite quelles différences elles
peuvent présenter suivant la nature du gravier qui
les détermine, et nous réunirons les moyens de
soulagement que la thérapeutique met à notre disposition.

La gravelle détermine du côté des reins des
douleurs d'une intensité variable : souvent presque
nulles, quelquefois se bornant à une simple pesan-
teur, elles peuvent chez certains malades être
accrues par la marche, la voiture, l'exercice du
cheval. Elles s'irradient souvent dans la direction
de l'uretère et peuvent augmenter d'intensité par
un temps humide ou après une mauvaise diges-
tion.

La migration et l'expulsion des graviers sont,
nous l'avons dit, plus ou moins faciles. Les douleurs
qu'elles déterminent ne sont nullement en rapport
avec la dimension des produits expulsés. Nous
avons vu des graviers volumineux rendus sans en
avoir provoqué, tandis que d'autres dont le volume

n'excédait pas celui d'un grain de millet, avaient déterminé une colique néphrétique.

La colique néphrétique débute toujours subitement ; aussi, lorsqu'elle survient pour la première fois, donne-t-elle souvent lieu à des erreurs de diagnostic. Voici ses caractères : douleur atroce, subite, siégeant à la région rénale ou plus souvent dans le flanc, d'un seul côté, s'irradiant vers le bas-ventre et quelquefois jusque dans la cuisse, nausées, efforts plus ou moins répétés de vomissement ; rétraction du testicule correspondant.

Tels sont les signes principaux et pathognomoniques de la colique néphrétique.

Quoique continue, elle présente des exacerbations pendant lesquelles le malade crie, se roule par terre, puis regagne son lit, essaye de marcher et se plaint de nouveau. La douleur est tellement vive, que le malade la localise difficilement, et cependant il accuse souvent une sensation douloureuse dans la région inguinale. Dans ce cas, l'inspection du testicule pourra, en cas de doute, faire cesser les hésitations. La crise cesse d'ordinaire brusquement, en laissant, bien entendu, après elle une prostration plus ou moins grande selon sa durée.

Celle-ci est, le plus ordinairement, de quelques heures ; mais nous avons vu de nombreux malades chez lesquels elle avait duré vingt-quatre, trente et jusqu'à cinquante heures et plus.

Elle cesse le plus souvent par la chute du gravier

dans la vessie; néanmoins on observe quelquefois des coliques sans expulsion, et le même gravier peut en occasionner plusieurs. Il est vrai de dire que souvent aussi ils sont rendus sans que le malade s'en aperçoive, surtout si la colique a été méconnue.

Certains phénomènes dysuriques accompagnent la colique néphrétique : la miction est le plus souvent suspendue; quelquefois il y a des envies d'uriner fréquentes. L'urine, toujours rare, est tantôt limpide, tantôt trouble et sanglante.

Tels sont, en résumé, les accidents déterminés par le passage d'un gravier du rein à la vessie, quelle que soit la nature de la gravelle.

Nous devons dire ici, cependant, ce que l'expérience nous a appris sur la différence des symptômes suivant la nature des graviers. Les lettres des confrères qui nous adressent leurs malades nous sont ici d'un grand secours; car, à Contrexéville, la colique néphrétique est une exception qui ne se rencontre pas une fois sur cent graveleux venus à la source, où les graviers sont ordinairement expulsés sans douleur.

Quoique souvent la gravelle d'acide urique s'accompagne d'hématurie, celle-ci est beaucoup plus constante lors de l'émission de gravier d'oxalate de chaux, se présentant au plus une fois sur deux dans le premier cas, elle est la règle dans le second; les symptômes sont d'ailleurs les mêmes.

Il en est autrement pour les graviers de phosphate de chaux; alors point d'hématurie et des crises moins aiguës, mais aussi beaucoup plus longues. J'ai vu des crises de cette nature durer huit jours avant que le gravier soit expulsé. Les douleurs sont plus localisées au rein, alors que dans la gravelle urique et oxalique le malade ne sait quelquefois où est le point le plus douloureux; on la place au contraire dans le flanc, ce qui explique les nombreuses erreurs de diagnostic commises et d'ailleurs faciles à expliquer.

Un praticien donne depuis dix ou quinze ans des soins à un malade; appelé en toute hâte par son client qui se plaint d'une douleur très-vive dans le flanc, et qui le premier cherche dans l'ingestion d'un mets indigeste l'explication de cette douleur, qu'il localise à tort dans les intestins, il est tout naturel de voir le médecin ne pas penser tout d'abord à une colique néphrétique, surtout si le malade n'a jamais accusé la présence d'acide urique dans ses urines.

Quoique ce traitement de la colique néphrétique ne rentre pas dans le cadre de ce travail, nous ne voulons pas laisser passer l'occasion de résumer les moyens qui procurent en pareil cas un soulagement si nécessaire aux malheureux atteints de cette horrible souffrance.

En premier lieu viennent les applications locales, et parmi celles-ci il en est que l'on aura toujours sous la main, des serviettes chaudes, une boule remplie d'eau ou un fer à repasser chaud; puis viennent le chloroforme pur sur de la ouate, et les différents mélanges, comme celui, par exemple, du chloroforme, laudanum et baume tranquille par parties égales; les bains prolongés, simples ou additionnés de tilleul, lorsqu'ils peuvent être supportés, rendent les plus grands services. Les ventouses sèches, les sinapismes, les sangsues et les ventouses scarifiées, la glace pilée appliquée dans une vessie à l'endroit douloureux, les lavements au laudanum et les lavements de chloral, le chloral et la morphine en potion ainsi que les diverses potions calmantes, si le malade ne rejette pas dans les efforts de vomissements tous les liquides ingérés.

C'est alors que l'injection sous-cutanée de 5 à 15 milligrammes de chlorhydrate de morphine rend des services signalés.

Si enfin ces divers moyens ne réussissent pas, on peut avoir recours, pour calmer les malades, aux inhalations d'éther ou de chloroforme. Nous recommanderons cependant aux praticiens de n'user de ces moyens qu'avec le plus grand ménagement (1) et d'administrer en pareil cas les anesthésiques la plus grande prudence; les malades pressés d'être

(1) Un malade de notre regretté maître le professeur Trousseau a failli, dans ces circonstances, succomber entre les mains de cet éminent praticien.

avec soulagés font des inspirations très-profondes,
qui, si l'on n'était pas prévenu, pourraient déterminer des accidents.

Nous préférons, quant à nous, en cas de crise
exceptionnellement violente, mettre à profit la
découverte de Claude Bernard, au sujet de l'action
combinée de la morphine et du chloroforme, et faire
suivre une injection sous-cutanée d'inhalations
modérées de chloroforme. Les crises les plus aiguës
que nous ayons vues ont toujours cédé à ce moyen.

II

LE GRAVIER PEUT SE DÉVELOPPER DANS LE REIN ET DONNER NAISSANCE A UN CALCUL.

Les calculs du rein peuvent, dans les cas les plus
favorables, ne pas donner lieu à des symptômes

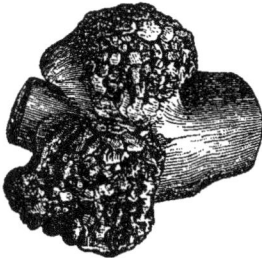

Fig. 6. Calcul rénal.

appréciables pendant la vie,
ainsi que nous l'avons vu par
les calculs de phosphate de
chaux recueillis par Chalvet,
post mortem, et dont nous
avons rapporté l'observation
page 45. (Voy. fig. 6.)
Mais le plus souvent le
calcul rénal occasionne des accidents graves. Un
travail éliminatoire se fait qui détermine la for-

mation d'un abcès avec altération plus ou moins
profonde de la substance du rein:

1° Cet abcès peut s'ouvrir spontanément à la
région lombaire;

2° La rupture de la tumeur peut se faire dans
l'abdomen et être suivie d'une mort très-rapide;

3° Enfin la tumeur formée par le rein distendu
peut contracter des adhérences avec une anse in-
testinale, et il s'établit alors une communication
qui peut livrer passage au calcul.

Ce travail ayant surtout pour objet l'étude des
causes de la gravelle et de la pierre dans la vessie,
nous n'entreprendrons pas d'entrer, au sujet de ces
différents accidents, tous fort graves et heureusement aussi fort rares, dans des détails circonstan-
ciés.

III

LE GRAVIER RÉNAL, ENGAGÉ DANS L'URETÈRE, Y SÉJOURNE
ET Y DÉTERMINE DES ACCIDENTS.

Lorsqu'un gravier séjourne dans l'uretère, il
peut arriver qu'il obstrue complétement le conduit,
et alors, si des accidents mortels de néphrite et
d'urémie n'enlèvent pas rapidement le malade,
l'uretère se dilate et peut acquérir des dimensions
énormes. Ruysch a trouvé chez une femme un
uretère bouché, près de la vessie, par un calcul de

la grosseur d'une noisette, cet uretère avait atteint des dimensions qui se rapprochent de celles de l'estomac (2).

Dionis rapporte qu'on a trouvé au milieu des uretères du ministre Colbert des concrétions très-grosses (1), qui l'avaient fait souffrir dans les derniers jours de sa vie d'effroyables douleurs néphrétiques.

Ledran a trouvé, chez une femme qui avait été pendue, le milieu de l'uretère tellement dilaté, qu'il s'y était amassé trois onces de gravier entre lequel l'urine passait et « se filtrait comme dans une fontaine sablée » (3).

Dans d'autres cas, on a vu ces calculs engagés dans l'uretère déterminer un abcès qui donnait issue au calcul, soit au niveau de l'aine, soit au niveau des lombes. Nous avons été témoin d'un de ces faits à Contrexéville.

Stalpart, Van der Viel, Arculanus et M. Leroy d'Etiolles (4) en ont rapporté chacun un exemple.

Dans le cas observé par nous, le malade a expulsé les graviers arrêtés dans son uretère par un abcès ouvert à l'aine, plutôt au flanc gauche, et cela à deux reprises, à quatre années d'intervalle ; chaque fois sa vie a été en danger, et il n'est aujour-

---

(1) Ruysch, *Obs. anat. chirurg.*, 1737, t. I, p. 88.
(2) Dionis, *Cours d'opérat. chirurg.*, 1751, p. 185.
(3) Ledran, *Opér. de chirurgie*, 1745, p. 274.
(4) *Gazette hebdomadaire*, 1858, p. 877.

d'hui pas encore rétabli du dernier de ces accidents, survenus il y deux ans. Ces faits sont tout à fait exceptionnels.

M. le docteur Reliquet a présenté à la Société de médecine de Paris (1) un fait très-intéressant de gravier développé dans l'uretère. Après avoir débarrassé par la lithotritie une dame d'un calcul du volume d'un œuf de pigeon, cet opérateur constata l'existence d'un second calcul qui semblait adhérer à la vessie; le doigt introduit dans le vagin lui permit de reconnaître que celui-ci se prolongeait dans l'uretère. Après avoir pensé un instant à débrider l'orifice de celui-ci pour permettre l'extraction du calcul, le chirurgien recula devant les dangers de cette opération et laissa à la nature le soin de débarrasser la malade. Six mois après, celle-ci, à la suite d'une colique néphrétique violente, rendit quelques petits graviers d'acide urique et

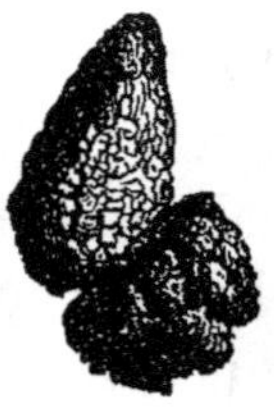

Fig. 7. Calcul uretéro - vé - sical entier.

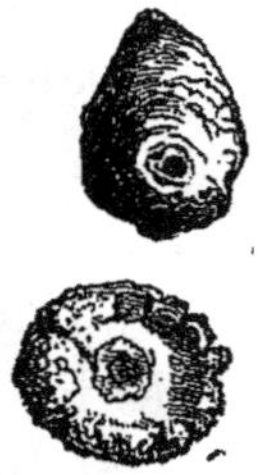

Fig. 8. Les deux parties séparées pour faire voir leur point d'attache.

après ceux-ci le calcul représenté fig. 7, qui était composé de deux parties réunies par un collet étroit.

La partie la plus longue occupait l'uretère (fig. 8) et n'était accessible que par le toucher vaginal; l'autre, au contraire, donnait aux instru-

(1) *Gazette des hôpitaux*, 30 mars 1875.

ments introduits dans la vessie la sensation d'une pierre adhérente.

IV

LE GRAVIER ARRIVÉ DANS LA VESSIE DEVIENT LE NOYAU D'UN CALCUL.

Quand un gravier formé dans les reins a, le plus souvent, échappé à ces redoutables éventualités, il arrive dans la vessie en amenant immédiatement un soulagement aux douleurs que causait sa migration à travers l'uretère. Sa chute dans la vessie est quelquefois perçue par le malade; mais, le plus souvent, c'est la rémission des douleurs néphrétiques qui indique l'arrivée du gravier dans le réservoir urinaire.

Il peut alors se produire les phénomènes suivants :

1° Le gravier est expulsé par l'urèthre ;

2° Le gravier séjourne dans l'urèthre et y acquiert un volume plus ou moins considérable ;

3° Il se développe dans la vessie et nécessite une opération.

1° *Le gravier est expulsé par l'urèthre.*

Cette expulsion du gravier se fait ordinairement facilement et souvent ; le malade ne s'aperçoit qu'il a rendu un gravier qu'en entendant le choc de

celui-ci dans son vase. Je suis certain de rester au-
dessous de la vérité en disant que deux cents graviers sont expulsés chaque année à Contrexéville
par les malades qui, le plus souvent, ne les re-
cueillent même pas. Leur volume, plus ou moins
considérable, atteint parfois la dimension d'un
haricot ou d'un noyau de datte chez l'homme ; chez
la femme, des pierres volumineuses peuvent être
expulsées sans opération. C'est, du reste, à un fait
de ce genre que la source de Pavillon doit sa ré-
putation (1).

(1) Mlle Desmarets, aujourd'hui veuve d'un officier supérieur de
l'ancien régiment de la Reine, étant âgée de dix ans, était tour-
mentée de la pierre. On la conduisit à Lunéville pour souffrir
l'opération de la taille : la saison ne s'étant pas trouvée propice,
on la différa. Cette enfant maigrissait tous les jours et on atten-
dait une mort certaine.

On la fit venir à Bourmont, qui n'est pas éloigné de Contrexéville, et, dès le premier printemps, qui était celui de 1759, on lui fit
prendre les eaux de Contrexéville, qu'on allait puiser à la fontaine.

Elle se trouva d'abord beaucoup soulagée ; elle commença à re-
tenir les urines et à reprendre de l'embonpoint. Ayant continué les
eaux à l'arrière-saison, elle s'est trouvée de mieux en mieux.

Enfin, elle est allée, au printemps dernier, à Contrexéville, où
elle a passé une quinzaine de jours, et est revenue à Bourmont.
Quelques jours après son retour, elle ressentit des douleurs très-
aiguës à la vessie et au col de cet organe, qui lui causèrent une
espèce de faiblesse. Le lendemain, pareil accident lui survint.

Elle prit le pot de chambre pour uriner : elle rendit, à ce moment,
sans peine, une pierre de la grosseur d'une balle de calibre, mais
irrégulière, qui tomba comme un plomb dans le pot. (Mamelet,
Notice sur les propriétés de Contrexéville. Paris, J.-B. Baillière,
1837.)

Nous avons vu, entre autres pierres volumineuses,
un calcul phosphatique énorme, développé autour
d'un fuseau de dentelière et affectant la forme d'une
gourde de pèlerin; ce calcul fut expulsé à Contrexéville, par une jeune fille des environs, sans opération;
le docteur Aymé, médecin du village de cette jeune
fille, et qui exerce à Contrexéville pendant la saison
des eaux, dut seulement faciliter la sortie de cette
pierre en la saisissant avec une pince à pansement
ordinaire pour l'attirer au dehors. Son grand diamètre dépasse 10 centimètres et le plus gros renfle-
ment avait le volume d'un œuf de poule.

Pierre Borellus, Morand, Majol, van der Gracht,
Civiale, Raoul Leroy d'Étiolles rapportent de nombreux exemples de femmes ayant expulsé sans opération des pierres qui atteignaient le volume d'une
noix, d'un œuf de poule et même d'un œuf d'oie.

Les graviers expulsés par l'urèthre chez l'homme,
à Contrexéville, ont quel-
quefois des dimensions relativement considérables, si on
les compare au diamètre du
canal qu'ils parcourent. La
figure ci-contre représente

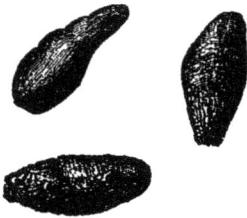

Fig. 9. Trois graviers expulsés
à Contrexéville.

des graviers dessinés d'après
nature, expulsés par trois
malades différents pendant le traitement à Contrexéville; nous devons dire toutefois que ce ne sont pas
les plus volumineux que nous ayons recueillis,

mais les propriétaires de ceux-ci n'ont pas voulu s'en dessaisir à notre profit.

Il est quelquefois nécessaire de faciliter la sortie des graviers avec la curette de Leroy d'Étiolles, la pince de Hunter, la pince à anneaux ou aussi, dans

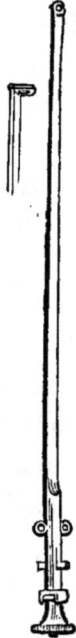

Fig. 10. Curette de Leroy d'Etiolles.

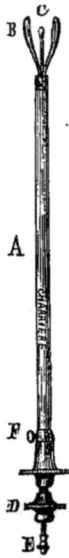

Fig. 11. Pince de Hunter.

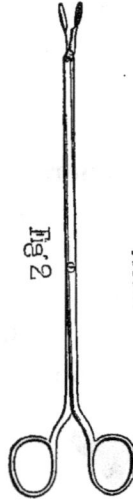

Fig. 11. Pince uréthrale à anneaux.

certains cas, en débridant un méat urinaire trop étroit.

Le gravier n'est ordinairement pas expulsé immédiatement après la colique néphrétique; des jours, des semaines et même des mois peuvent s'écouler avant sa sortie par les voies naturelles. Le plus souvent, c'est de six à vingt-quatre heures après la crise que survient l'émission du gravier; mais on voit des concrétions séjourner deux ou trois mois dans la vessie avant d'être expulsées. J'ai recueilli plusieurs exemples de malades venus à Contrexéville peu après une colique néphrétique et dont le gravier n'a été expulsé que vers la fin du traitement et quelquefois même après la cure terminée.

Il est vraisemblable que, dans ces cas *exceptionnels*, l'eau minérale, en désagrégeant les couches les plus externes d'une concrétion de formation récente, n'a permis leur sortie qu'après avoir diminué en partie leur volume.

2° *Le gravier séjourne dans l'urèthre et y acquiert un développement plus ou moins considérable.*

Lorsque les concrétions arrêtées dans l'urèthre ne déterminent pas une obstruction complète de ce canal qui nécessite alors une opération immédiate, leur présence peut être méconnue ou tolérée, et ils ne tardent pas à subir une augmentation de volume.

La plupart du temps, composés d'acide urique, ces calculs se recouvrent quelquefois de phosphates qui, répartis inégalement sur leur surface, leur donnent souvent un aspect rugueux.

D'autres fois, ces calculs sont formés des fragments d'une pierre lithotritiée; ils prennent en se développant la forme de la région où ils sont situés.

Cette région est le plus souvent la région membraneuse qui est douée d'une grande dilatabilité et dont le diamètre varie entre 16 et 18 millimètres, et quelquefois aussi la région prostatique qui, dans sa partie moyenne, atteint aussi chez les vieillards de 15 à 17 millimètres de diamètre.

Le développement d'un calcul dans l'urèthre peut être lent; il peut se passer un grand nombre d'années avant qu'il détermine des accidents qui en rendent l'ablation urgente.

Demarquay a opéré, avec Leroy d'Etiolles, un malade qui souffrait depuis trente-sept ans d'un calcul de l'urèthre. M. Ollier a opéré, à Lyon,' un autre malade qui éprouvait depuis trente-quatre ans les symptômes de sa maladie. Mais souvent ces calculs déterminent un travail inflammatoire et une perforation de l'urèthre, s'ils n'ont pas été opérés en temps utile. Béraud a extrait, en 1861, un calcul gros comme une datte par une incision de la région spongieuse de l'urèthre, chez un malade qui était entré à l'hôpital Saint-Antoine pour une infiltration urineuse du scrotum et du périnée.

Ces calculs, qui dévient ordinairement le canal de l'urèthre, présentent souvent sur une de leurs faces une gouttière creusée par l'urine et qui en permet l'écoulement plus ou moins facile.

Souvent uniques, ces calculs sont quelquefois nombreux. M. Mercier rapporte l'exemple de trois calculs atteignant ensemble le volume d'un œuf de poule, développés dans l'urèthre d'un homme ; l'un d'eux était perforé d'un canal qui donnait passage à l'urine.

Cette variété est exceptionnelle, car ces concrétions ont plutôt une forme allongée et sont loin d'atteindre un pareil développement, quelle que soit d'ailleurs leur configuration. Le premier effet des calculs arrêtés dans l'urèthre est de le dilater, de s'y creuser, aux dépens de la paroi inférieure, une sorte de loge où ils s'enkystent, si un travail inflammatoire n'a pas provoqué la formation d'un abcès pouvant amener par perforation du canal la sortie du gravier.

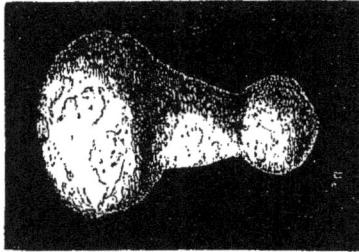

Fig. 13. Calcul uréthro-vésical (Dr Mallez)1.

Une autre variété des calculs de l'urèthre est celle qui se développe à l'intérieur de la vessie sous forme de champignon, comme le montre, dans son intéressant travail, M. le docteur Bourdillat (1), et comme le représente la figure ci-dessus, tirée de la collection du docteur Mallez.

(1) Bourdillat, *Calculs de l'urèthre*. Paris, 1864.

On a vu enfin des calculs se développer sous le prépuce, surtout lorsque l'orifice est trop étroit.

Litre, dans les *Mémoires de l'Académie des sciences*, dit avoir vu sortir d'un prépuce incisé « un nombre presque incroyable de pierres à peu près rondes ».

Excessivement rare, cette sorte de calcul peut être occasionnée par un gravier sorti de l'urèthre et ainsi se rattacher au sujet que nous traitons.

Calculs du périnée. — Nous n'avons jamais eu à Contrexéville l'occasion de rencontrer de ces calculs, qui se développent le plus souvent après une cicatrisation incomplète de la plaie résultant d'une taille périnéale ; la cicatrisation de la plaie extérieure s'accomplit solidement, celle de la plaie du canal et des parties profondes est insuffisante dans ces cas pour résister à l'effort de l'urine, qui s'infiltre goutte à goutte et détermine des abcès urineux ou une concrétion qui alors se développe lentement. M. Michon a rapporté, dans la séance du 10 février 1849 de la Société de chirurgie, l'histoire d'un malade de ce genre taillé seize ans auparavant par Lisfranc.

Calculs de la prostate. — Nous ne pouvons pas terminer le chapitre des calculs de l'urèthre sans dire un mot des calculs de la prostate.

Ils sont de deux sortes :

1° Ceux qui, venus du rein ou de la vessie, se sont arrêtés et développés dans la portion prostatique de l'urèthre ; ils appartiennent à la variété des calculs de l'urèthre ;

2° Ceux qui ont pris naissance dans la glande prostate elle-même.

Beaucoup plus nombreux et existant souvent sans que leur présence dans la prostate soit révélée par aucun phénomène particulier, ils affectent les formes les plus variées; mais le plus généralement ils sont à facettes; leur nombre est multiple, leur couleur est très-variée (on en a vu de blancs, de gris, de lilas, de jaunes, de verts, de rouges); leurs dimensions sont généralement d'une tête d'épingle à une noisette; ils ont un aspect lisse et comme vernissé et sont constitués par du phosphate de chaux associé au liquide prostatique ou par ce liquide concrété exclusivement.

On voit qu'ils ne dérivent point de la gravelle rénale, mais sont formés de toutes pièces dans la glande prostate.

3° *Le gravier descendu du rein se développe dans la vessie.*

Le plus ordinairement, un gravier descendu des reins et tombé dans la vessie est, quelle que soit sa nature, expulsé par un homme adulte dont la vessie et l'urèthre ne présentent aucune altération; mais chez l'homme plus avancé en âge, dont la prostate est volumineuse, dont la vessie se contracte avec moins d'énergie, il y a toujours à craindre le développement d'une pierre autour de ce gravier qui sert de noyau.

Chez d'autres, les rétrécissements de l'urèthre, la tuméfaction ou les valvules du col de la vessie fermeront le passage à des graviers de petite dimension, qu'il sera alors nécessaire d'opérer. Néanmoins, lorsqu'il y a rétrécissement, une dilatation de celui-ci m'a, dans deux cas observés à Contrexéville, permis de rendre à l'urèthre un diamètre suffisant pour que les graviers arrêtés jusque-là sortissent sans opération. Dans ces deux cas, leur présence déterminait les symptômes de la pierre dans la vessie, et je me disposais, après la dilatation du rétrécissement, à faire un cathétérisme explorateur que l'exclusion des graviers rendit inutile.

C'est surtout lors de l'existence de calculs de petite dimension que maintes fois j'ai pu constater l'utilité de l'eau de Contrexéville dans la recherche des calculs douteux, signalée d'ailleurs par tous les auteurs qui m'ont précédé : Mamelet, Legrand du Saulle, Treuille, Milet, Baud, Le Cler, et par moi-même en 1869 (1).

Il serait trop long de citer ici tous les faits de calculs méconnus par le malade, et beaucoup plus rarement par les chirurgiens, dont l'existence m'a été révélée à Contrexéville pendant ma pratique auprès de la source du Pavillon. Je n'en veux citer qu'un seul exemple :

(1) *Des eaux de Contrexéville et de leur emploi dans le traitement de la gravelle, de la goutte, du catarrhe vésical, etc.* Paris, Delahaye, 1869.

M. J***, jeune homme de vingt-quatre ans, m'est
adressé, le 1er août 1874, par le docteur Johnston,
de Paris, pour le guérir d'une légère cystite chronique que l'on supposait consécutive à une blen-
norrhagie contractée au mois d'avril 1873. Aucun
antécédent héréditaire; le genre de vie de ce jeune
homme, riche voyageur, qui revenait d'Égypte depuis peu de temps, son tempérament, son âge, rien
ne semblait chez lui indiquer la possibilité d'un
calcul vésical. Néanmoins, dès le début du traitement, des symptômes de la pierre commencèrent à
se montrer chez ce malade. Une exploration me
permit de constater la présence d'un calcul très-
petit et très-mobile, et de le renvoyer à Paris, où il
fut débarrassé, en une seule séance de lithotritie,
par M. le professeur Dolbeau, en présence du docteur Johnston, d'un calcul d'oxalate de chaux du
volume d'une petite noisette.

Le si compétent opérateur avait difficilement
admis l'existence d'un calcul chez ce malade avant
d'en avoir constaté chirurgicalement la présence
dans la vessie.

Puisque ce travail a pour objet l'étude des causes
de la gravelle et de la pierre, nous devons dire ici
ce que nous pensons de l'étiologie de ce cas exceptionnel.

A notre avis, chez ce jeune Américain, la cause
de la gravelle oxalique est l'abus de la tomate, et
surtout de la tomate verte en salade, et la cause de

la pierre, le rétrécissement de l'urèthre, qui n'a pas permis la sortie du gravier venu des reins.

Les vices de conformation de l'urèthre sont encore une cause d'obstacle à la sortie naturelle de graviers de petit volume. Il nous a été donné d'en observer un cas très-remarquable chez un client de M. le docteur Guyon, atteint d'hypospadias.

Quelle que soit la cause qui empêche un gravier descendu du rein de sortir de la vessie, il peut donner naissance à une pierre de deux manières différentes :

1° *Par l'adhésion à la concrétion primitive d'éléments de même nature ;*

2° *Par le dépôt autour d'un gravier d'autres sels de l'urine, et, en particulier, de phosphates alcalins.*

Ce dernier dépôt pouvant se faire dans les circonstances suivantes :

a. Lorsqu'une inflammation catarrhale de la vessie est accompagnée de fermentation ammoniacale de l'urine, qui en fait précipiter les phosphates normaux ;

b. Lorsque l'abus des alcalins énergiques (bicarbonate de soude, carbonate de lithine, eau de Vichy, de Vals, de Carlsbad), en rendant l'urine alcaline, permet aux phosphates de se précipiter et de s'agglomérer autour du noya upréexistant.

Il n'est pas nécessaire d'entrer dans de longues explications pour faire comprendre par quel mécanisme un gravier séjournant dans la vessie peut s'accroître par l'adjonction d'éléments de même nature.

Dans la gravelle urique, par exemple, le sable, au lieu d'être entraîné par les urines, se dépose à la surface du gravier, à laquelle il adhère d'abord peu intimement, pour prendre ensuite une consistance plus ou moins considérable.

On recueille très-fréquemment à Contrexéville des graviers uriques expulsés par les malades, dont les couches les plus superficielles, et quelquefois la concrétion entière, s'écrasent sous le doigt et se désagrégent avec la plus grande facilité, tandis que certains calculs, également composés d'acide urique seul, ont la dureté et la densité du marbre. Ces deux variétés extrêmes, avec leurs nuances intermédiaires, pourront se rencontrer sur le même calcul et y donner lieu à des couches de consistance et de couleur variables, qui pourraient, de prime abord, faire croire à une structure hétérogène, alors que l'acide urique seul compose toute la concrétion.

Plus un calcul est dur, plus il met de temps à se développer.

Cette proposition, qui est vraie pour les pierres d'acide urique, l'est également pour celles que forme l'oxalate de chaux. Quant aux pierres phosphatiques, généralement moins consistantes, elles présentent aussi quelquefois une dureté et une densité considérables. Lorsque le calcul est *unique*, il affecte en général une forme ronde, ou plutôt ovoïde, régulière, et présente une surface plus ou moins lisse. La forme de la vessie, ses contractions, les mouvements du corps font comprendre que les couches successives se répartissent également sur tous les points de la superficie du calcul.

Les calculs d'oxalate de chaux (calculs mûraux) font exception à cette règle, ainsi que les pierres qui adhèrent à la vessie.

Les cristaux d'oxalate de chaux, formés dans le rein par une des causes que nous avons énumérées plus haut, se réunissent d'abord pour former des lames transparentes à bords aigus et tranchants se réunissant par leurs faces. Ainsi constitués, ces graviers déterminent des hémorrhagies qui leur communiquent la couleur noire; les arêtes s'émoussent et ils prennent alors cet aspect mamelonné qui leur a valu le nom de *calculs mûraux.*

Une figure représentant un gravier expulsé en 1873 par un malade à Contrexéville, fera comprendre comment se fait cette transformation.

Une partie de la concrétion a encore la structure lamelleuse, tandis que l'autre revêt déjà l'aspect du calcul mûral.

Fig. 14.
Gravier d'oxalate de chaux, variété rare.

Nous avons vu, en 1871, à Contrexéville, un jeune ecclésiastique qui nous a montré un des plus remarquables calculs mûraux connus, et dont j'ai le regret de n'avoir pu prendre le dessin. Cette pierre, dont le malade qui la portait avait été débarrassé

par la taille à l'âge de vingt-cinq ans, présentait
une série d'aspérités aiguës ; sa coupe figurait une
étoile à sept branches ; son diamètre atteignait 7 ou
8 centimètres, et son poids était assez considérable
pour que, lorsqu'on plaçait le calcul sur le dos de
la main, la douleur déterminée par les pointes qu'il
présentait, de quelque côté qu'on le tournât, était
telle, qu'on ne pouvait le conserver longtemps.

De nombreux malades, et nos confrères Le Cler
et Aymé, qui exerçaient à cette époque avec moi à
Contrexéville, ont constaté par expérience ce fait
singulier.

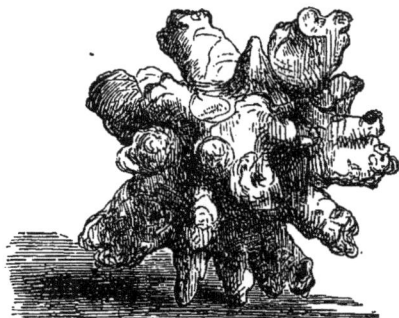

Fig. 15. Calcul d'oxalate de chaux (R. Leroy d'Etiolles).

Voici, du reste, un calcul tiré de la collection de
M. Leroy d'Étiolles, qui, quoique moins gros d'un
tiers, donne une idée assez exacte de celui que je
viens de décrire. Néanmoins, dans cette figure, les
saillies sont moins symétriques et moins régulièrement aiguës que dans la pierre apportée à Contrexéville.

Heureusement pour les malades affectés d'oxalurie, cette forme de pierre est exceptionnelle, et le
plus souvent, quoique présentant un aspect mamelonné, les calculs d'oxalate de chaux se rapprochent
de la forme sphérique, comme le montre la figure
suivante :

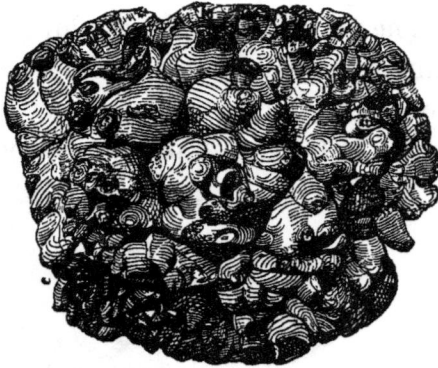

Fig. 16. Calcul d'oxalate de chaux (R. Leroy d'Etiolles).

Lorsque, au contraire, les calculs sont multiples,
quelle qu'en soit la structure, leur forme varie avec
le nombre. Lorsque le volume ne leur permet de
se mouvoir que peu ou point dans la vessie, leurs
surfaces de contact sont planes et leurs surfaces
libres convexes.

L'exemple suivant, emprunté à la collection du
docteur Mallez, montre deux graviers phosphatiques extraits par la taille de la vessie d'un malade
qui les portait depuis de longues années.

Ainsi, un gravier descendu du rein dans la
vessie, pourra donner naissance à une pierre plus

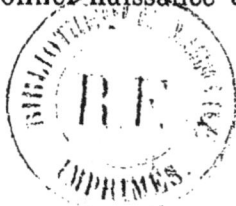

7

ou moins régulière, plus ou moins consistante, plus ou moins volumineuse.

Les pierres les plus grosses sont en général celles formées de phosphates. Nous aurons occasion de nous en occuper au chapitre suivant.

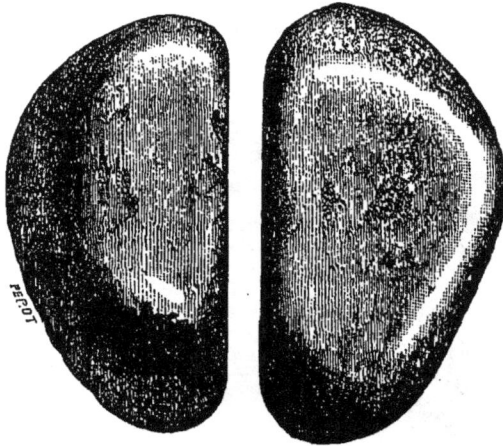

Fig. 17. Calculs jumeaux de phosphate de chaux (Dr Mallez).

Viennent ensuite celles qui sont composées d'acide urique et d'urates, et, enfin, celles qui sont composées d'oxalate de chaux. Celles-ci sont le plus longtemps à se développer, tandis que les calculs formés par des phosphates acquièrent un certain volume en un temps relativement court. Les calculs d'acide urique tiennent le milieu entre ces deux extrêmes ; néanmoins, on a observé des calculs exclusivement composés d'acide urique et arrivant à des dimensions énormes. Il n'est personne des habitués de Contrexéville qui ne se rappelle avoir vu montrer avec un certain orgueil, par un malade, la moitié d'un calcul de ce genre, que lui avait retiré, en 1868, M. le docteur Mallez, par une taille prérectale.

Les dimensions de ce calcul urique sont assez exceptionnelles pour que nous reproduisions ici (fig. 18) le dessin de la moitié qui est restée entre les mains de l'heureux opérateur.

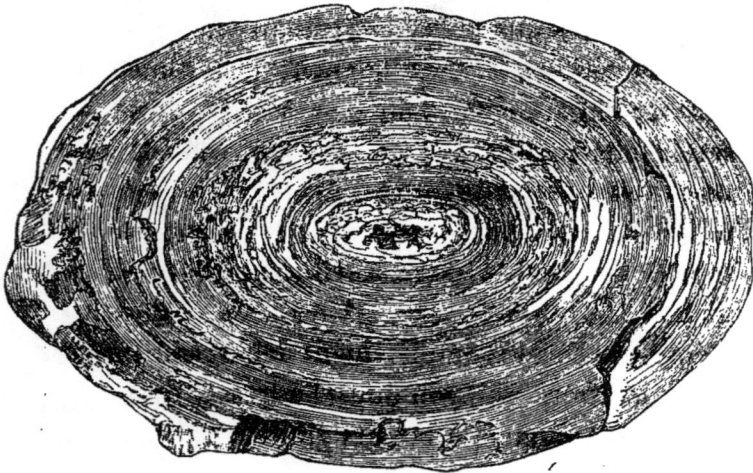

Fig. 18. Calcul volumineux d'acide urique.

L'examen de la coupe de cette pierre pourrait faire penser à une superposition de substances différentes, alors que l'acide urique la constitue seul.

Nous venons de voir comment un gravier venu du rein peut donner naissance à un calcul par addition d'éléments de même nature. Avant d'aborder l'étude de la seconde variété de pierre, nous devons dire un mot de ce qui arrive lorsque plusieurs graviers séjournent en même temps dans la vessie.

Quand il se forme dans les reins, comme nous l'observons journellement pour l'acide urique, un grand nombre de petits graviers arrondis, s'ils ne sont pas expulsés par la vessie, ils continuent à grossir, et, du volume de plomb de chasse de différents calibres que présente ordinairement ce genre de concrétions, elles atteignent des dimensions qui varient de celle d'un pois à celle d'une noisette; leur nombre est en général considérable; nous pouvons, entre autres, évaluer à plus de cent celles que contenait la vessie d'un malade du docteur Bron, venu à Contrexéville en 1875, et qui, malgré de nombreuses séances de lithotritie, n'était pas encore complétement débarrassé lorsque notre confrère de Lyon nous l'adressa, dans l'espoir que les quelques petits graviers et fragments qui restaient sortiraient spontanément sous l'influence de l'ingestion de l'eau minérale, et pour ne pas irriter, en prolongeant indéfiniment les opérations, une vessie déjà fatiguée. Malheureusement, le volume très-considérable de la prostate de ce vieillard, dont la vessie peu contractile nécessitait, pour se vider, l'emploi de la sonde, ne permit pas d'obtenir le résultat désiré, et notre confrère dut avoir recours de nouveau au lithotriteur.

En général, les calculs nombreux et de petit volume sont assez régulièrement sphériques; les mouvements que leur communiquent les déplacements du corps et les contractions de la vessie expliquent facilement ce phénomène. Il n'y a ordinairement que les calculs de gros volume, et dont la mobilité est moindre, qui présentent des faces de contact planes, alors que le reste de leur surface se rapproche de la forme sphérique.

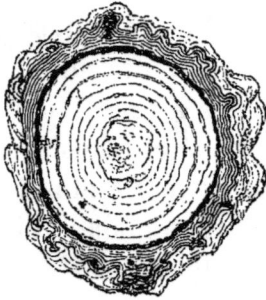

Fig. 19. Calcul à noyau d'acide urique recouvert d'oxalate de chaux (R. Leroy d'Etiolles).

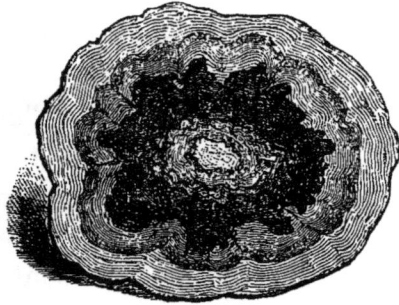

Fig. 20. Calcul d'oxalate de chaux recouvert d'acide urique (R. Leroy d'Etiolles).

Un gravier descendu du rein peut donner naissance à une pierre, en servant de noyau à des couches de nature différente.

Le plus souvent ce sont des phosphates alcalins qui s'agglomèrent autour d'un noyau urique ou oxalique; mais on rencontre aussi des calculs à noyau d'acide urique recouvert d'oxalate de chaux (fig, 19), ou à noyau d'oxalate de chaux recouvert d'acide urique et d'urates (fig. 20).

Les deux dessins qui représentent ces deux variétés montrent en même temps que l'oxalate de
chaux affecte toujours une forme mamelonnée, tandis que l'acide urique se dépose en couches régulières qui ont, dans le second exemple, en partie
comblé les saillies du calcul oxalique.

Nous avons dit qu'un gravier descendu du rein
dans la vessie pouvait donner lieu à une pierre
en servant de noyau à des phosphates. Nous avons
vu plus haut que les phosphates terreux que contient l'urine se déposent lorsque celle-ci devient
alcaline, ce qui arrivera :

a. Lorsqu'après une inflammation catarrhale de
la vessie, l'urine est, par suite de fermentation
ammoniacale, devenue alcaline ;

b. Lorsque cette alcalinité de l'urine a été obtenue
par l'ingestion de boissons alcalines (bicarbonate
de soude, de potasse; carbonate de lithine, eau de
Vichy, de Vals, de Carlsbad).

Le gravier qui sert de noyau serait, d'après nos
observations, plus fréquemment composé d'acide
urique et d'urates, puisque, comme nous l'avons
vu, nous avons observé 1028 cas de gravelle urique
et 47 seulement de gravelle oxalique ; quant à la
gravelle *rénale* de phosphate de chaux, nous n'en
avons observé que 10 cas. Le noyau d'un calcul n'est
pas toujours formé par un élément unique : l'acide
urique et l'oxalate de chaux sont quelquefois mé-
langés d'urates et de phosphates.

Sur 100 noyaux de calculs, Bigelow a trouvé comme composition :

Acide urique, urates............	33
Oxalate de chaux pur............	16
Oxalate mélangé à des urates et phosphates................	27
Phosphates, carbonates.........	11
Corps étrangers...............	13
	100

Cette statistique montre que l'acide urique y tient le premier rang parmi les noyaux de calculs. D'après les auteurs français, il serait en proportion plus considérable, et l'oxalate de chaux en proportion moindre.

M. le professeur Bouchardat a résumé ainsi la composition des calculs déduite de 1 000 analyses :

Oxalate de chaux..................	142
Acide urique pur ou mêlé d'urates, de phosphates ou d'oxalates............	372
Calculs phosphatiques...............	253
Calculs à couches alternatives..........	233
	1,000

On peut, par ce tableau, juger de la fréquence relative à chacun des éléments qui constituent la pierre dans la vessie.

Quelle que soit la nature du gravier arrivé dans la vessie, il pourra donc servir de noyau à un calcul lorsque l'irritation qu'il y détermine amè-

nera une inflammation chronique de la vessie avec
ses conséquences, et, à plus forte raison, lorsque
cette inflammation préexistera, comme chez les
malades qui vident incomplétement leur vessie,
soit qu'elle ait perdu de sa force contractile, soit
que la prostate hypertrophiée ou des rétrécissements de l'urèthre mettent obstacle depuis longtemps à l'émission de l'urine.

C'est pourquoi les vieillards sont beaucoup plus
exposés à cette sorte de calcul que les graveleux
adultes, dont ordinairement la vessie expulsera
les graviers venus des reins.

Le dépôt de phosphates dans la vessie n'aura
lieu, nous le savons déjà, que si l'urine est alcaline.

Nous ne reviendrons pas sur une explication
que nous avons déjà donnée lors de l'étude de la
gravelle phosphatique secondaire. (Voir p. 46.)

Nous devons maintenant aborder l'étude des
*calculs développés autour d'un gravier venu du rein
dans la vessie sous l'influence de l'usage et surtout
de l'abus des alcalins.*

Cette étude n'est pas sans présenter pour nous
une certaine difficulté, et quand, nous appuyant
sur des faits nombreux, nous dirons à un malade
qui a dans la vessie un petit gravier : Il est au
moins imprudent de faire usage d'eau de Vichy, de
Vals, de Carlsbad, qui peuvent amener la formation
d'une pierre, au contraire, l'eau de Contrexéville,
si elle n'en détermine pas l'expulsion, révélera du

moins la présence du gravier, on pourra nous dire
avec Molière : « Vous êtes orfèvre, monsieur Josse. »
Aussi devons-nous citer l'opinion d'auteurs non
suspects de partialité avant d'aborder les faits qui
nous sont personnels.

En première ligne, vient M. le professeur Bouchardat qui, dans son mémoire déjà cité, dit :

« Les phosphates terreux se déposent dans les
urines alcalines, quelle que soit la cause de cette
alcalinité. L'usage et surtout l'abus des alcalins,
bicarbonate de soude, de potasse, de sels de potasse
ou de soude, dont l'acide est organique des eaux
alcalines (exemple : de Vichy, de Vals, de Carlsbad),
favorisent le dépôt des phosphates dans la vessie.

« Le traitement de la gravelle par les alcalins
doit être surveillé ; la réaction des urines doit être
souvent interrogée, pour ne pas substituer une gravelle phosphatique à une gravelle urique, nous
dit le docteur Jaccoud (*Pathologie int.*, t. II, p. 536).

« Un calcul a presque toujours son origine dans
un grain d'acide urique. Une fois descendu dans
la vessie, ce sédiment étranger devient comme un
centre d'attraction pour les éléments solides qui se
trouvent dissous dans l'urine ; la partie la moins
soluble de ces éléments se précipite peu à peu à
la surface et grossit successivement son volume
par la superposition de couches nouvelles. » (Louis
Figuier, *Thèse de concours pour l'agrégation en
médecine.*)

Marcet, Prout, Brodie ont écrit que si un alcalin est mêlé à de l'urine récente, il apparaît un
sédiment composé de phosphate de chaux et de
phosphate ammoniaco-magnésien.

Civiale et Leroy d'Etiolles père ont appliqué cette
théorie à l'emploi de l'eau de Vichy. Enfin, M. Leroy
d'Etiolles fils, dans son *Traité pratique de la gravelle*
(p. 536), après avoir parlé de quatre malades qu'il
a opérés à Vichy, où ils s'étaient rendus dans l'espoir que le traitement alcalin dissoudrait les calculs, ajoute :

« L'examen des fragments de pierre rendus par
ces différents malades m'a mis à même de vérifier
un fait déjà signalé par mon père et dont j'ai dit
un mot à propos de l'influence du régime et du
traitement sur la nature des concrétions. Certaines
couches de ces calculs étaient plus pâles que les
autres ; celui de Borda (un des malades opérés qui
avait été quatre années à Vichy) en avait de tout à
fait blanches ; c'étaient des couches formées à la
surface du calcul pendant la durée du traitement
alcalin. Lorsque le malade cesse le traitement alcalin et reprend son genre de vie habituel, le calcul
continue à grossir, mais les couches de nouvelle
formation sont alors de même nature que le noyau
primitif. Un nouveau traitement alcalin donne lieu
à une nouvelle couche blanchâtre, et ainsi de
suite. »

Le même auteur dit encore :

« Ces couches sont en général formées par de l'urate de soude, de chaux, de magnésie, des phosphates doubles et triples, puis du carbonate de chaux, » et il ajoute plus loin : « Chez les malades que je viens de citer, il n'y avait pas de catarrhe vésical. »

Il n'y a donc, dans ces exemples, pas de doute possible sur le rôle de l'eau de Vichy dans le développement des calculs.

Passons maintenant à l'examen des faits qui nous sont personnels.

M. Peyronnet, pharmacien à Saint-Symphorien (Loire), m'est adressé de Lyon par le docteur Ollier, le 6 juillet 1875. Ce malade, homme de quarante-sept ans, de constitution robuste, est depuis vingt ans atteint de dyspepsie flatulente compliquée, en 1870, d'accidents intestinaux. Il commença à expulser, l'année suivante, sans douleur, des graviers d'acide urique et fit usage d'eau de Vals pour combattre l'apparition de cette diathèse. En 1873, le malade, sujet à des hématuries après la moindre marche, se fit explorer, et on constata la présence d'un calcul qui mesurait 11 *millimètres* de diamètre; malheureusement, la sensibilité de la vessie ne permit point de faire l'opération, et le malade se rendit à Vichy, croyant calmer ses douleurs et se faire opérer au retour. Malgré un traitement très-prudent et très-modéré, ayant consisté en quelques bains et très-peu de boisson, l'irritation vésicale augmenta, et M. Peyronnet dut cesser le traitement et ajourner l'opération.

Le malade, pharmacien et familier avec les théories médicales, se fit alors le raisonnement suivant :

« Ne pouvant être opéré, je veux faire en sorte que ma pierre ne grossisse pas ; puisque je continue à produire de l'acide urique, je dois neutraliser cet excès d'acide urique par des alcalins. » Et il se mit à ingérer simultanément du carbonate de lithine et de l'eau de Vichy, source des Célestins ou de Vals, source Vivaraise n° 7.

En juillet 1874, une nouvelle exploration faite par M. Ollier montrait que la pierre avait un diamètre de 35 *millimètres*. Le malade fut débarrassé, après quatorze séances de lithotritie, d'un calcul dont *le noyau était composé d'acide urique et les couches périphériques de phosphates alcalins*. Les suites de l'opération furent des plus heureuses, et les urines examinées à l'arrivée à Contrexéville ne contenaient que quelques cristaux d'acide urique et d'oxalate de chaux, ainsi que de l'urate de soude.

Il serait difficile de rencontrer un exemple plus frappant de l'effet des alcalins sur un noyau d'acide urique ; les deux mensurations des calculs, avant et après l'opération, donnent exactement la mesure de l'augmentation que ce traitement a fait subir à la concrétion. Les conditions particulières d'observation dans lesquelles se trouvait M. Peyronnet, qui, lui-même, a analysé avec le plus grand soin ses urines, ses graviers et le résultat de la lithotritie, donnent à ce fait une importance exceptionnelle ; du reste, non content de ses recherches, le malade se livra encore à l'expérience suivante, dont nous lui laissons toute la responsabilité.

Il prit trois graviers d'acide urique de 5 centigrammes chacun, rendus par lui avant l'exploration de sa vessie, et mit l'un dans 125 grammes d'eau de Contrexéville (source du Pavillon); le second, dans 125 grammes d'eau de Vichy (source des Célestins); le troisième dans la même quantité d'eau de Vals (source Vivaraise n° 7), et il observa le phénomène suivant :

Au bout de quatre jours, le gravier placé dans l'eau de Contrexéville avait disparu; celui qui était dans l'eau de Vichy disparut également au bout de huit jours, et celui qui était dans l'eau de Vals ne disparut qu'au bout de quinze. Nous répétons encore que nous laissons à M. Peyronnet, pharmacien à Saint-Symphorien, la responsabilité de son expérience, trop isolée pour que nous cherchions à en tirer des conséquences.

Nous avons tenu à la rapporter, d'abord parce qu'elle est intéressante, et ensuite pour prouver que ce malade observait avec grand soin tout ce qui le touchait et nous a fourni, en s'accusant lui-même d'avoir augmenté, par l'abus des alcalins, le volume de sa pierre, la preuve de ce que nous cherchions à démontrer.

Nous ne voulons pas aborder dans ce travail la question de la dissolution de calculs, jugée aujourd'hui ; cette question a passionné vivement, il y a quarante ans, le monde savant.

Depuis les coquilles d'escargots vantées par Pline, jusqu'au remède de Mlle Stephens qui, en 1740, eut une telle célébrité en Angleterre que le parlement lui accorda une récompense nationale (remède composé de coquilles d'œufs et de savon qui, comme les coquilles d'escargots, agissait par la chaux qu'il contenait), tout fut remis en question lors de l'examen, par l'Académie, de la proposition émise par Petit, que Vichy dissolvait les calculs.

Aujourd'hui, la dissolution des calculs est de nouveau retombée dans l'oubli, aussi bien celle que l'on cherchait à obtenir par les boissons que celle par les injections médicamenteuses dans la vessie, ou par l'électrolyse, comme MM. Prévost et Dumas l'avaient proposé. Les résultats peu importants obtenus par ces différentes méthodes, ainsi que les progrès faits depuis cette époque par la lithotritie, ont fait abandonner tout traitement médical des calculs, pour lui préférer l'emploi des instruments si perfectionnés depuis leur invention en 1822.

Du reste, un rapport, signé Pelouze et Gay-Lussac, fait en 1841, s'exprime ainsi :

« Certains réactifs acides et alcalins exercent sur les concrétions urinaires une action destructive qui porte moins sur les principes qui forment ces concrétions que sur la matière animale qui leur sert de lien.

« Elle est toujours très-lente, même en dehors de la vitalité.

« Elle peut être entravée par de nouveaux dépôts, *dont il faut sans doute reporter la production à la saturation des acides libres ou des sels acides de l'urine. Ces dépôts constituent de nouvelles concrétions.* »

Ces conclusions d'auteurs si compétents, adoptées par l'Académie, viennent corroborer ce que nous avons dit de l'effet de Vichy sur les calculs vésicaux. Il nous serait d'ailleurs facile de multiplier les exemples qui se sont le plus souvent produits dans les conditions suivantes. Des malades habituels de Contrexéville, où ils venaient chaque année expulser leurs graviers, se disaient ou se laissaient dire, quelquefois même par les médecins qui les dirigeaient, que cette eau alcaline était insuffisante à combattre chez eux la diathèse urique, et au lieu de réformer leur régime et d'observer une hygiène appropriée à leur maladie, ils se rendaient à Vichy, et, partis graveleux, en revenaient avec un calcul qui nécessitait une opération. Il n'est pas de médecin à Contrexéville qui n'ait observé de tels faits dans sa clientèle. Le docteur Le Cler rapporte, entre autres exemples (1), l'histoire de M. L. d'Ay, que nous avons vu plusieurs fois chez notre confrère. Ce malade, homme de quarante ans, robuste et sanguin, voyant, après cinq années consécutives d'usage des eaux de Contrexéville, qu'il continuait à rendre des graviers variant du volume d'un pois à celui d'un noyau de cerise, au lieu de chercher par une hygiène sévère à modifier sa constitution, se rendit, en 1872, à Vichy, pour y trouver, disait-il, une guérison radicale. M. L... ne conserva pas longtemps l'illusion que lui avait procurée l'absence de sable et de gravier dans son urine ; car, en février 1873, il était obligé de recourir à la lithotritie pour se faire débarrasser, par le docteur Voillemier, de trois calculs qui s'étaient formés dans la vessie. Revenu de nouveau en 1874 et 1875 à Contrexéville, le malade recommença à expulser ses graviers.

Dans cet exemple encore, il nous semble qu'un doute n'est pas permis, et que l'usage de l'eau de Vichy a manifestement fait d'un graveleux un calculeux, en rendant alcalines les urines d'un malade qui avait dans sa vessie de petits graviers, et en déterminant l'accroissement de ceux-ci par la précipitation des phosphates de l'urine à leur surface.

Un autre exemple, qui ne vient pas de notre pra-

_____

(1) *Contrexéville, Mirecourt, Humbert,* 1875, p. 45.

tique à Contrexéville, nous a été fourni par sir Henry Thompson. Il s'agit de la pierre de l'empereur Napoléon III, dont le chirurgien anglais nous a montré des fragments peu après l'opération. Ces fragments représentaient environ la moitié d'une concrétion, dont le volume dépassait celui d'une grosse noix et qui avait eu à peu près la forme ci-dessous.

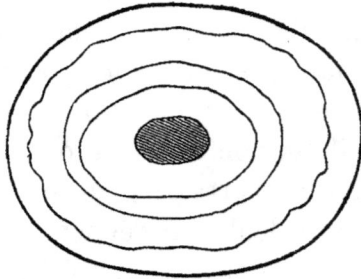

Fig. 21. Figure schématique représentant la pierre de Napoléon III.

On sait que l'opération ne put pas être terminée et que la lithotritie n'avait fait que la moitié de son œuvre lorsque le malade succomba. Le centre de ce calcul était formé d'acide urique et d'urates, les couches périphériques de phosphates.

Le chirurgien anglais est d'avis que les alcalins, l'eau de Vichy en particulier, ont amené la formation de ces couches périphériques, encore augmentées dans les derniers temps par une irritation de la vessie. Celles qui correspondaient à la période de la guerre et des fatigues que l'exercice du cheval devait déterminer chez le malade dans de semblables conditions étaient, comme nous l'a fait voir l'opérateur, irrégulières et rugueuses; au contraire, les dernières couches, qui correspondaient à la période du repos de Willemshöhe et de Chislehurst, étaient lisses et régulièrement stratifiées.

Le danger de l'usage des alcalins énergiques pour les malades qui peuvent avoir dans la vessie un gravier nous semble pleinement démontré. Il nous reste maintenant à dire quels sont ces alcalins énergiques; car, à part l'observation de M. Peyronnet, qui a fait usage de carbonate de lithine et d'eau de Vals en même temps que d'eau des Célestins, les autres malades ne peuvent incriminer que Vichy d'être l'origine de leur calcul.

Nous allons, avant de les passer en revue, citer les expériences faites par le docteur Climent, publiées par lui chez Delahaye, en 1874, sur l'action des alcalins.

Cet observateur consciencieux a examiné l'état de ses urines, de son pouls, et compté les globules rouges et blancs de son sang par la méthode du docteur Malassez (1), après avoir ingéré successivement 8 grammes de *bicarbonate de soude* pendant six jours (on sait que 1 litre d'eau des Célestins à Vichy en contient 5ᵍ,103).

Puis, après huit jours de repos, M. Climent a pris pendant quatre jours du *carbonate de lithine,*

_____

(1) *De la numération des globules rouge du sang.* Paris, 1873.

les deux premiers jours à la dose de 1 gramme, et les deux autres à la dose de 2 grammes.

Dix jours ont été nécessaires pour pouvoir commencer l'expérience avec le *benzoate de soude* pris pendant quatre jours à la dose de 2 grammes.

Parmi les médicaments administrés dans la diathèse urique, ceux-ci, on le sait, tiennent le premier rang; les eaux de Vichy et de Vals agissent surtout par le bicarbonate de soude qu'elles renferment.

Voici, présentés sous forme de tableaux, les résultats auxquels est arrivé cet expérimentateur :

SUBSTANCES INGÉRÉES.		
Bicarbonate de soude.	Carbonate de lithine.	Benzoate de soude.
8 grammes par jour pris en quatre doses dissoutes dans 80 gr. d'eau.	Deux jours à.. 1 gr. Deux jours à . 2 gr. Chaque dose dans 100 gr. d'eau de Seltz.	2 grammes par jour pris en granules et en deux fois.
48 grammes en 6 jours.	6 grammes en 4 jours	8 grammes en 4 jours.
Nombre des globules rouges par millimètre cube.		
2e jour. 4,392,400 4e — 3,475.000 6e — 3,280,400	4,559,200 3,854,200 »	4,170,000 3,809,200 »
Nombre de globules blancs par millimètre cube.		
4e jour, 4,150 6e — 5.000	6,900 »	5,650 »
Quantité des urines en vingt-quatre heures.		
1er jour 1390 acides. 2e — 1320 nombre. 3e — 1336 alcalines 4e — 1300 — 5e — 1382 — 6e — 1350 —	1483 alcalines. 1570 — 1564 — 1580 — » »	1350 faible acidité. 1320 — 1369 — 1347 — » »

Toutes ces expériences ont été faites le matin, à jeun, suivant un régime uniforme; le malade avait, avant l'ingestion des divers médicaments, des urines acides dont il expulsait en vingt-quatre heures 1260 grammes, 80 pulsations à la minute, 4531400 globules rouges et 6950 globules blancs par millimètre cube.

Ces résultats se résument ainsi: le bicarbonate de soude a produit une déglobulisation plus rapide qu'avec toutes les autres substances; le pouls a d'abord conservé sa fréquence normale pendant deux jours, puis s'est abaissé jusqu'au sixième jour (62 battements par minute); les urines, neutres le premier jour, puis alcalines, ont conservé cette réaction jusqu'au septième jour.

Nous regrettons que M. Climent, dont nous ne saurions trop louer la précision en toutes ces observations, n'ait pas songé à employer un moyen analogue à celui dont nous nous sommes servi lors de l'étude des causes de la gravelle phosphatique (voir p. 34) pour chiffrer l'acidité ou l'alcalinité de ses urines. Sous l'influence du carbonate de lithine, les effets produits se rapprochent beaucoup des précédents, si ce n'est que le pouls a été très-irrégulier, que la quantité des urines a augmenté davantage et qu'elles sont devenues fortement alcalines dès le début.

Sous l'influence du benzoate de soude, la diminution des globules, assez marquée dans les pre-

miers jours, est restée stationnaire dans les derniers,
« ce qui nous autorise à dire, écrit l'auteur de ces
expériences, que ce médicament ne déglobulise pas
d'une manière progressive, mais qu'il pourrait en-
tretenir l'état anémique. » Nous ajouterons que le
pouls était légèrement descendu de 80 à 72. Les
urines avaient augmenté en quantité, leur acidité
s'était affaiblie.

Tel est, en résumé, le résultat des expériences
de M. Climent sur l'effet des alcalins les plus usités.
On voit donc que ces doses, surtout celles de carbonate de lithine, seraient dangereuses pour les
malades dont nous nous occupons; que la dose de
bicarbonate de soude représente celle qui contient
un peu plus de 1 litre et demi d'eau des Célestins
à Vichy et un peu plus de 1 litre d'eau de Vals,
qui en contient jusqu'à 7 grammes, et qu'il est facile de tirer des conclusions de ces expériences, en
répétant avec le professeur Bouchardat : *Les phosphates contenus dans une urine normale se précipite-
ront si celle-ci devient alcaline, quelle que soit la cause
de cette alcalinité.*

Ajoutons que si la vessie est saine et exempte de
corps étrangers, ils seront entraînés avec l'urine ;
mais que, s'il existe un petit gravier dans la vessie, ils pourront, en se déposant à la surface, donner lieu à une pierre plus ou moins volumineuse,
comme l'ont prouvé les exemples que nous venons
de citer.

Nous ne pouvons passer sous silence cette cause relativement fréquente de calculs, quoique les exemples observés à Contrexéville en soient très-rares. Néanmoins, nous avons déjà vu, p. 84, qu'un calcul développé autour d'un fuseau de dentelière avait, en 1873, été, malgré ses dimensions, expulsé par une jeune fille qui faisait usage des eaux. Ces corps étrangers peuvent être introduits dans la vessie de trois manières différentes :

1° *Dans un but de soulagement et pour une fin médicale* (les sondes, bougies ou brise-pierre rompus dans la vessie);

2° *Ils peuvent traverser les parois de la vessie et y séjourner* (projectiles d'armes à feu, lambeaux de vêtements poussés par eux, esquilles d'os détachées par leur passage, éclats de bois qui traversent la vessie et s'y brisent);

3° *Ils sont introduits par les malades eux-mêmes* dans l'urèthre, s'échappent et tombent dans la vessie. De beaucoup les plus nombreux, nous les énumérerons plus loin.

Heureusement rare, la première variété n'a pas besoin d'explication. On comprend, en effet, que tout corps étranger, s'il séjourne longtemps dans la vessie, y amènera les mêmes accidents qu'un gravier venu du rein, et qu'une pierre se formera plus ou moins vite autour de celui-ci, servant de noyau, et par le même mécanisme ; lorsqu'on voit les instruments dont se servent les vieillards qui ne peuvent vider leur vessie sans le secours de la sonde, on se demande comment cela n'arrive pas plus souvent. Nous avons, pour notre part, vu à Contrexéville de ces malades qui se servaient de sondes en gomme à moitié cassées, parce qu'il leur répugnait de changer un instrument auquel ils s'étaient habitués, et qu'un neuf n'était pas aussi facile à introduire.

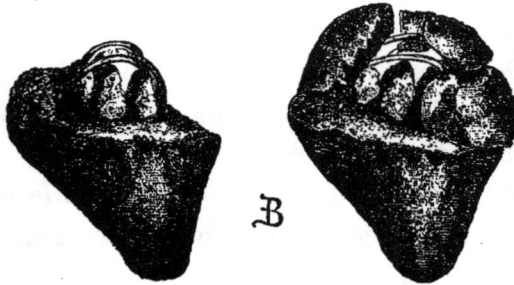

Fig. 22. Calcul développé dans la vessie, autour d'une sonde brisée
(Dr Mallez).

La fabrication des instruments a fait assez de progrès pour que la fracture d'un brise-pierre soit une chose aujourd'hui très-exceptionnelle ; nous n'en avons jamais été témoin. Du reste, si cela arrivait à un opérateur, son premier soin serait d'extraire ce fragment sans lui laisser le temps de devenir le noyau d'un calcul.

La seconde variété de noyaux fournis par des corps étrangers ayant traversé les parois de la vessie est aussi fort rare. Néanmoins, l'histoire de Contrexéville possède un cas trop intéressant pour ne pas le citer. Il a été observé en 1821 par le docteur Mamelet, qui le rapporte en ces termes :

Le maréchal de camp baron de Montgardé, habitant Paris, reçut en 1809, à la bataille de Wagram, alors qu'il était aide de camp du major général Berthier, une balle qui lui traversa le bassin, entrant au-dessus de l'articulation de la cuisse et sortant à la racine de la verge, du côté opposé, de manière qu'elle traversa la vessie dans une partie de la largeur et lésa les nerfs cruraux. Cette blessure fut très-longtemps à se guérir à cause des divers accidents qui se succédèrent. Le général fut envoyé aux eaux de Contrexéville, où il arriva le 31 juillet 1821. Après une cure de trois semaines, pendant laquelle le malade expulsa du sable roux et des glaires, comme l'écrit M. Mamelet, il fut pris, le 18 août, d'envies d'uriner fréquentes, avec douleurs au col de la vessie. Jet interrompu et élancements dans le gland.

Le malade, qui rendait beaucoup de sable en pellicules assez larges, finit, dans la nuit du 20 au 21 août, par expulser un morceau de drap rouge roulé sur lui-même et enduit d'une couche épaisse d'acide urique. Ce morceau de drap, déroulé, avait la grandeur et la forme de l'ongle du doigt médius d'un adulte. Il séjournait dans la vessie depuis 1809.

D'autres fois on a vu la balle elle-même ou un fragment d'os entraîné servir de noyau. Ailleurs, c'est un morceau de bois, comme dans le fait relaté en 1836 par Leroy d'Etiolles (1) et intitulé : « Chute « sur le périnée, empalement par un éclat de bois, « introduction dans la vessie d'un fragment déta- « ché ; guérison prompte de la plaie ; formation « d'une pierre autour du morceau de bois. Litho- « tritie, écrasement et extraction du noyau li- « gneux ; guérison. »

La troisième variété des corps étrangers intro- duits dans la vessie y est portée par les malades eux-mêmes.

On peut difficilement se faire une idée de la va- riété des corps que, pendant un moment d'aberra- tion d'esprit, des individus se sont introduits dans l'urèthre, dit M. Leroy d'Etiolles. Ces malheureux, ces insensés plutôt, laissent échapper quelquefois les objets dans les mouvements qu'ils leur impri- ment ; ils tombent dans la vessie, enflammant cet organe et vont servir de noyau à un calcul.

Heureux si l'objet, s'il est pointu, ne perfore pas la vessie du côté de l'abdomen et n'amène pas une mort rapide.

Le calcul a d'autant plus le temps d'acquérir un volume considérable que ces individus, hommes ou femmes, n'avouent les souffrances qu'il déter- mine qu'à la dernière extrémité et quand ils ne peuvent plus les supporter.

(1) *De la lithotripsie*, p. 216.

Il serait impossible d'énumérer les objets introduits de cette manière dans la vessie, tant ils sont
nombreux et variés; néanmoins on y a trouvé, plus
ou moins incrustés de sel calcaire, les corps suivants : épingles à cheveux, épingles ordinaires,
aiguilles, passe-lacet, cure-oreilles, épis de gra-
minée, tiges de plante, étuis, tuyaux de pipe,
tiges de thermomètre et de baromètre, crayons,
porte-plume; morceaux d'os, de bois, de cuir, de
ficelle ; des haricots, des fèves, jusqu'à des clefs ;
et même une petite pomme d'api, incrustée de
matière calculeuse, a été retirée par Moreau de la
vessie d'une femme.

Nous avons vu qu'une jeune fille avait expulsé, à
Contrexéville, un énorme calcul développé autour
d'un fuseau de dentelière, qui n'est pas compris
dans cette longue énumération. M. le professeur
Richet a constaté dernièrement par l'électricité la
présence d'une dent de fourchette dans la vessie
d'un malade.

Il n'est pas de musée d'anatomie pathologique
qui ne possède un ou plusieurs calculs développés
autour d'épingles et extraits par la taille.

Ambroise Paré raconte qu'en sa présence on
montra au roi une pierre au milieu de laquelle fut
trouvée une aiguille « de quoy coustumièrement les
cousturiers cousent » . Cette pierre était de la grosseur d'une noix. On voit donc que ces faits ne datent
pas d'hier et qu'on a pu en constater de tout temps.

Colot. fit présent à Charles II d'Angleterre d'un poinçon dont une extrémité était revêtue d'une pierre de la grandeur d'une pièce de trente sols. Ce poinçon avait séjourné deux ans dans la vessie d'un garçon de vingt-trois ans que Colot avait taillé.

Le calcul représenté figure 20 a pour origine un porte-crayon qu'un malade s'était introduit

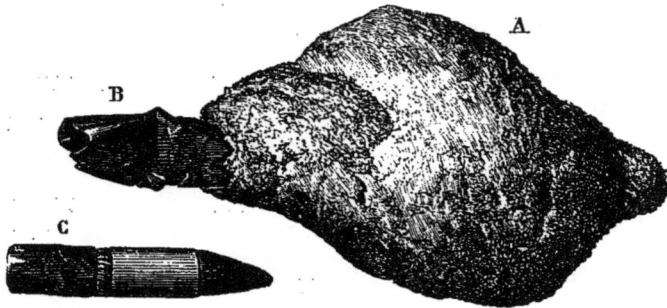

LÉVEILLÉ DEL.

Fig. 23. Calcul développé autour d'un porte-plume (collection du D\u02b3 Caudmont.)

dans l'urèthre pour se sonder (?). M. le docteur Caudmont, appelé à lui donner des soins, saisit d'abord l'extrémité C du porte-crayon, dont il fit l'extraction sans difficulté, car celle-ci étaitlibre et ne faisait pas corps avec le tube creux dans lequel elle entrait à frottement. L'habile opérateur ayant reconnu la présence du corps étranger adhérent avec le fragment B voulut, avant d'entreprendre une lithotritie, exciser celui-ci, que ses tentatives d'extraction avaient aplati et déformé. Un instrument spécial fut commandé par M. Caudmont, dans ce but ; mais le malade, au lieu de garder le repos qu'on lui avait prescrit, se rendit de la rue Oudinot au Jardin des Plantes, où il se promena ; pendant le trajet en voiture, l'extrémité B du porte-crayon fit à la vessie deux plaies profondes ; des accidents survinrent, qui en peu de jours emportèrent le malade.

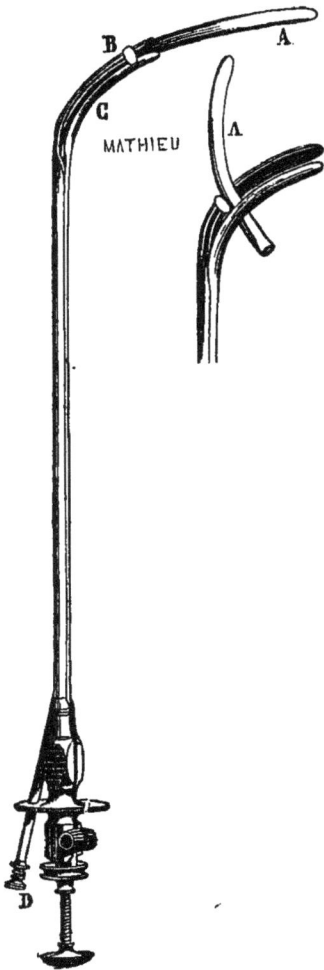

Le frère Côme conservait une pierre tirée de la vessie d'une femme ; cette pierre avait une longue épingle pour noyau. Chopart (1) énumère de nombreux faits du même genre, observés chez l'homme et chez la femme. Civiale, Leroy d'Étiolles, Mercier, Reliquet et tous les auteurs qui se sont occupés de lithotritie en citent de nombreux exemples.

M. Denucé, professeur

Fig. 24. Instrument destiné à extraire les corps étrangers de la vessie (planche tirée de l'ouvrage de M. R. Leroy d'Etiolles).

(1) *Traité des maladies des voies urinaires*, t. II, p. 99.

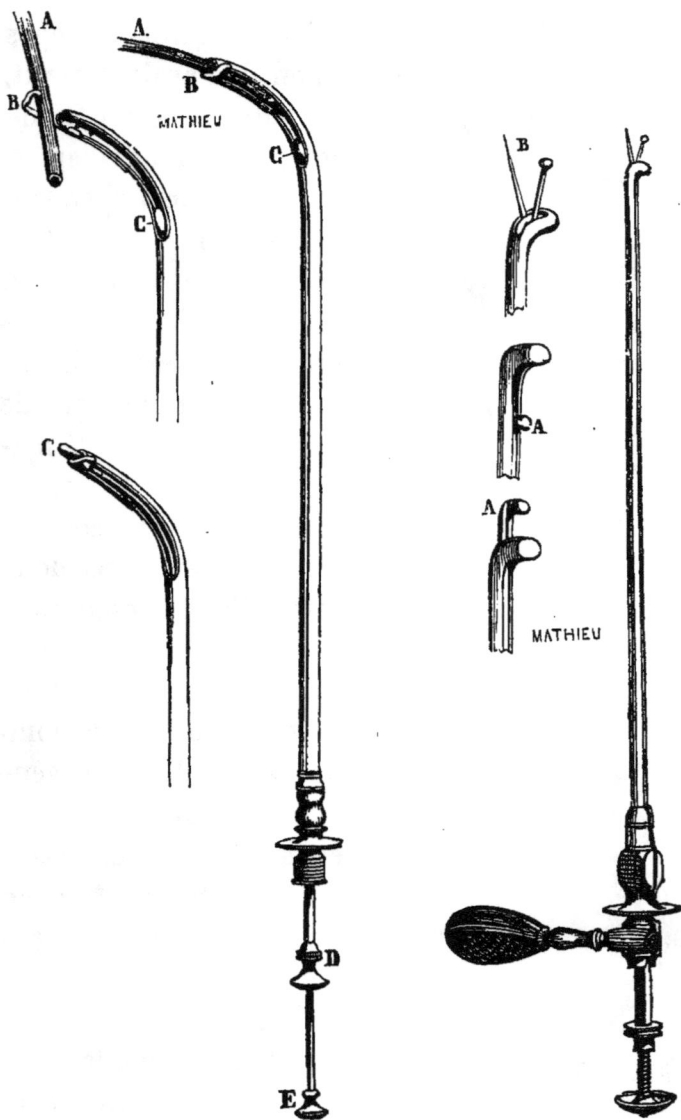

Fig. 25 et 26. Instruments destinés à extraire les corps étrangers de la vessie (planches tirées de l'ouvrage de M. R. Leroy d'Etiolles).

à l'École de médecine de Bordeaux, a réuni 391 faits de corps étrangers servant de noyaux à des calculs(1); 258 de ces corps ont été introduits dans la vessie par les malades pour satisfaire une passion déréglée.

« Il est peu de sujets sur lesquels les chirurgiens et les fabricants d'instruments de chirurgie aient plus exercé leur esprit inventif, dit M. Mercier, et le nombre des appareils destinés à extraire les corps étrangers de la vessie est considérable. » Les figures 24, 25 et 26 en sont des spécimens.

Pour compléter l'étude des causes de la pierre, nous devons parler des concrétions qui se forment de toutes pièces dans la vessie, sans qu'un gravier venu du rein ou un corps étranger venu de l'extérieur leur serve de noyau. Nous le ferons brièvement; car ce travail a surtout pour but l'étude de la gravelle rénale et de ses différentes terminaisons. C'est encore lorsque l'urine est devenue alcaline par suite de fermentations ammoniacales que se forment ces *pierres secondaires*. Elles sont relativement fréquentes chez les malades âgés qui, pour une raison quelconque, ne vident pas complétement leur vessie, surtout chez ceux dont la prostate hypertrophiée met depuis longtemps obstacle à l'écoulement de l'urine. La muqueuse vésicale s'enflamme, et le mucus qu'elle sécrète sert de ciment au mortier formé dans ces conditions par les

(1) *Journal de médecine de Bordeaux,* 1856.

phosphates terreux que fait précipiter l'alcalinité de l'urine.

Ils sont quelquefois formés en quantité si considérable, qu'on a vu des ouvertures pratiquées pour l'opération d'une taille s'en incruster et rester fistuleuses. Un malade atteint de cette affection, client de MM. Manec et Leroy d'Etiolles, dut être opéré tous les six mois. Cela dura quinze ans, nous apprend l'opérateur. M. le docteur Denis, à la fin de sa carrière, dut recourir pendant plusieurs années à la lithotritie tous les trois mois, malgré les injections vésicales auxquelles il se soumettait pour éviter une récidive.

Heureusement pour ces malades, les concrétions formées dans ces conditions ont peu de cohésion et s'écrasent très-facilement. C'est d'eux que M. le docteur Baud a pu dire qu'il les a vus maintes fois à Contrexéville *pisser leur calcul en bouillie,* suivant l'expression imagée de notre regretté confrère.

C'est encore à cette variété qu'appartiennent les placages phosphatiques de la vessie, quelques calculs enchatonnés et certaines pierres développées dans des cellules de la vessie, l'effroi des lithotriteurs, qui, on le comprend, ne peuvent en avoir raison sans recourir à la taille. Entre autres exemples de calculs en plaques, nous citerons celui que relate, dans son *Traité des opérations des voies urinaires,* le docteur Reliquet, p. 758, et intitulé : « Pierre volumineuse enchatonnée ; plaques cal-

« caires adhérentes à la paroi vésicale décollées
« par une dilatation brusque de la vessie due aux

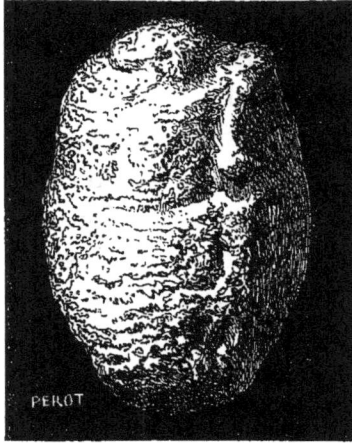

Fig. 27. Pierre enchatonnée (Dr Reliquet).

« courants continus, puis évacuée spontanément;
« extraction de la pierre par la taille. Guérison. »
(Fig. 27 et 28.)

D'autres fois, ce sont des poches formées soit aux

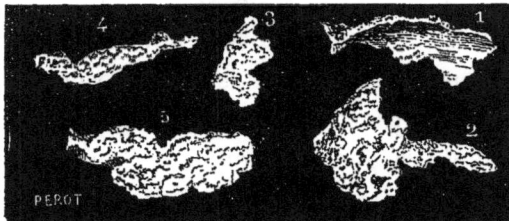

Fig. 28. Plaques calcaires adhérentes (Dr Reliquet).

dépens de la muqueuse vésicale faisant hernie entre
les faisceaux de la tunique musculeuse, ou par l'am-

pliation des trois tuniques qui contiennent des calculs.

Sanson a présenté, le 14 mai 1833, à l'Académie, la vessie d'un vieillard. Aux deux côtés de cette vessie se voyaient deux poches dont les parois étaient composées de trois tuniques. Elles communiquaient avec la vessie par des ouvertures de 1 centimètre de diamètre ; l'une d'elles contenait sept calculs gros comme des noisettes. On a pu, chez d'autres malades, compter jusqu'à sept, dix et même, dans un cas cité par Schenkius, trente-deux cellules renfermant chacune un calcul.

V

EXCEPTIONNELLEMENT, UNE PIERRE PEUT SE BRISER SPONTANÉMENT DANS LA VESSIE, ET LES FRAGMENTS QUI EN RÉSULTENT SORTIR SANS OPÉRATION.

Depuis Olaüs Borrichius, qui, en 1671, rapporte l'histoire d'un enfant de six ans qui rendait des morceaux d'une pierre brisée spontanément dans la vessie, bien des auteurs se sont occupés de cette intéressante question. J'ai, pour ma part, rapporté des faits de ce genre observés à Contrexéville, une première fois dans une lecture faite dans la séance du 5 mars 1872 à la Société d'hydrologie de Paris, et une seconde dans un mémoire présenté au congrès médical de Bruxelles, en 1875.

9

Ce ne sont, du reste, pas les faits qui manquent dans la science, mais bien une explication de ce phénomène singulier qui a nom la *fragmentation spontanée*. On peut néanmoins les classer sous deux chefs différents :

1° Les pierres qui se brisent par éclatement;
2° Les pierres qui s'exfolient.

Un cas type en quelque sorte de la première variété a été observé par le docteur Cross (1). Ce chirurgien trouva dans la vessie d'un septuagénaire vingt-deux pierres; l'une de ces pierres se cassa d'elle-même peu après l'extraction. Les vingt et une autres purent être rajustées de manière à donner la certitude qu'elles avaient appartenu à trois calculs semblables au premier, mais réduits, l'un en quatre, l'autre en huit, le troisième en neuf morceaux.

Les fragments des derniers étaient aigus et accusaient une fracture récente. Les autres, plus anciens, étaient recouverts d'une légère couche phosphatique. Le volume de chacun des calculs primitifs était celui d'un œuf de pigeon. Ils étaient formés d'acide urique et d'un peu d'urate de chaux.

Tulpius, Deschamps, Witt, Rousseau, Heister, Camper, le professeur Cloquet, Civiale et, après lui, tous les auteurs modernes, ont rapporté des faits de ce genre. L'observation IX de l'ouvrage sur les eaux de Contrexéville, que j'ai publié en 1869, en est

(1) *A Treatise on Urin. Calc.*, pl. II, fig. 13.

encore un exemple. Leroy d'Étiolles a extrait par la taille, à un habitant de la Côte-d'Or, âgé de soixante-cinq ans, cinq pierres, dont quatre se réunissaient pour former un calcul du volume d'un œuf de pigeon, tandis que l'autre, en apparence intacte et d'une fort grande dureté, présentait, quand elle eut été sciée par le milieu, six fissures partant du centre, mais n'atteignant pas la circonférence, ce qui aurait eu lieu certainement et donné naissance à six fragments (fig. 29).

Le volume de ces fragments, non plus que ceux

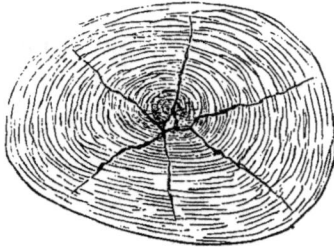

Fig. 29. Pierre prête à éclater dans la vessie (R. Leroy d'Étiolles).

représentés figure 30, ne leur aurait pas permis de sortir par l'urèthre ; mais, dans le cas que nous avons cité (obs. IX), les morceaux de la pierre qui avait primitivement le volume d'une noisette furent expulsés à Contrexéville. Ils présentaient au centre une cupule qui indiquait la présence d'un noyau du volume d'un grain de blé et étaient composés d'acide urique. Le petit volume de la concrétion primitive ne permet pas d'admettre l'explication

de M. Civiale, qui considère le morcellement spon-
tané comme un résultat des *contractions vésicales*.
Leroy d'Étiolles l'explique par un *retrait dû à la
sécheresse du centre*, qui, dans ces pierres toujours
composées d'acide urique dense et de grain serré,

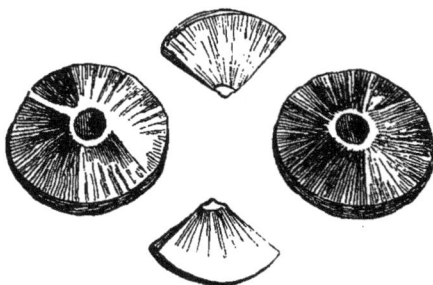

Fig. 30. Pierre brisée spontanément dans la vessie (R. Leroy d'Etiolles).

n'est plus imbibé par l'urine. Il se formerait alors
des fissures qui s'allongeraient à mesure que la partie desséchée augmente d'épaisseur. Ce qui, suivant
nous, peut donner beaucoup de vraisemblance à
cette explication, c'est que certaines de ces pierres
se brisent peu après avoir été extraites de la vessie,
comme on l'a vu dans le cas de Cross.

Tout autre sera l'explication des calculs qui se
brisent par exfoliation. Ici, dans certains cas où
les pierres sont multiples, on peut faire intervenir
l'action contractile d'une vessie souvent hypertrophiée.

Mais il nous semble bien difficile d'appliquer
aucune de ces deux explications au fait suivant,
observé par nous à Contrexéville en 1874 et 1875.

M. C..., habitant de l'Algérie, âgé de soixante-douze ans, rendait depuis vingt ans de la brique

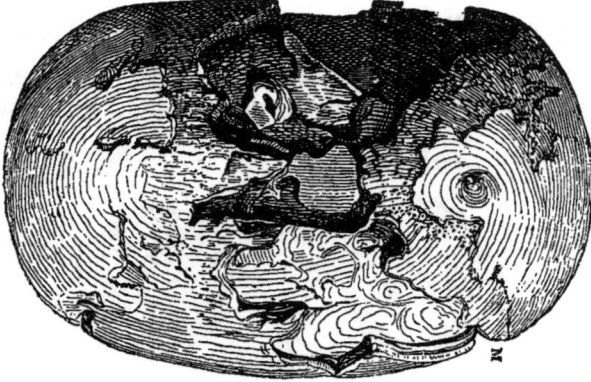

Fig. 31. Pierre se brisant spontanément par exfoliation (R. Leroy d'Etiolles).

pilée, sans douleur des reins ni de la vessie, lorsqu'en 1872 il eut une colique néphrétique très-violente, mais qui ne dura qu'un quart d'heure. Ce malade fit alors constamment usage d'eau de Vichy

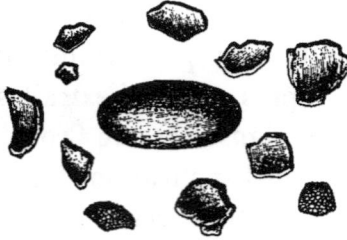

Fig. 32 Pierre brisée spontanément dont le noyau a été expulsé à Contrexéville.

aux repas et ne vit plus de sable dans ses urines. Vers la fin de l'année 1875, il commença à rendre, par l'urèthre, des fragments qui ne sauraient être mieux comparés qu'à des morceaux de coquille d'œuf.

L'expulsion de ces fragments était, chose bizarre, toujours précédée de maux de reins. Dans ces conditions, le malade se rendit à la fin de juin 1874 à Vichy, où il se confia aux soins de notre collègue M. Durand-Fardel, qui lui administra les eaux avec toute la prudence que nécessitait l'état de M. C.... Pendant trois semaines le malade but quatre demi-verres en deux séances, à l'Hôpital, à la Grande-Grille, puis aux Célestins. Après trois semaines de ce traitement, notre confrère, jugeant, d'après les résultats qu'il constatait journellement, que le malade avait dans la vessie une concrétion plus volumineuse que celles qu'il avait expulsées jusque-là, nous l'adressa à Contrexéville. Un traitement, commencé également par des doses très-modérées le 21 juillet 1874, nous permit, dès le 1er août, d'affirmer l'existence d'un corps étranger dans la vessie, et le 15 août le malade expulsait un gravier volumieux ou un noyau représenté dans la figure 32 au milieu de quelques-uns des derniers fragments expulsés. Les premiers n'avaient, nous l'avons dit, que l'épaisseur d'une coquille d'œuf.

Nous devons ajouter que le malade avait continué à rendre des fragments en forme de coquille pendant le traitement, et cette expulsion se prolongea encore deux mois après son départ de Contrexéville, comme nous l'a raconté, avec pièces à l'appui,

M. C... lors de son retour à Contrexéville le 15 juillet 1875. Je n'ai fait reproduire par la gravure que quelques-uns de ces fragments; les derniers ont plus d'épaisseur que les premiers. Le nombre en est trop considérable pour les reproduire tous.

M. C..., qui nous en a remis une centaine, affirme en avoir expulsé au moins autant sans les recueillir.

Ces fragments formaient-ils autour du gravier expulsé un calcul?

Quel est le mécanisme qui l'a amené à se rompre ou plutôt à s'exfolier?

On comprend combien il est difficile de donner une réponse précise à ces questions; je ne hasarderai même pas une supposition hypothétique, que dans l'état de la science il est impossible de donner sur le mode de séparation des différents éléments que je crois avoir appartenu à une concrétion unique formée autour du gravier descendu du rein en 1872.

Quoi qu'il en soit, cette terminaison de la gravelle, ou plutôt de la pierre, est exceptionnellement favorable; malheureusement trop rare, elle pourra peut-être un jour, lorsqu'elle sera mieux connue, donner lieu à des applications thérapeutiques et contribuer ainsi à soulager les malheureux atteints de l'affection dont nous venons de retracer l'histoire.

Il importe donc de prévenir la production de la gravelle, et, lorsque celle-ci existe, d'empêcher la formation d'une pierre dans la vessie. A ce dernier point de vue, la source du Pavillon amènera le résultat désiré en déterminant l'expulsion des graviers, ou en décelant leur présence s'ils sont trop volumineux pour sortir par les voies naturelles. Mais c'est à une hygiène appropriée à la nature de la gravelle qu'il faut demander les moyens d'en prévenir le retour : si les graveleux ne veulent pas ou ne peuvent pas suivre exactement les règles qu'elle prescrit, aucun médicament ne saurait les guérir, et ils viendront grossir la foule de ces habitués de Contrexéville, qui viennent chaque année chercher l'impunité pour leurs écarts de régime.

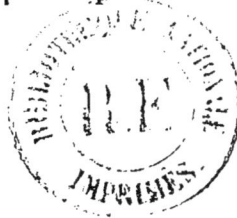

DU MÊME AUTEUR

Des eaux minérales de Contrexéville et de leur emploi dans le traitement de la goutte, la gravelle, le catarrhe vésical, etc. In-8°, 1869 (*épuisé*).

Des gravelles rares, gravelle pileuse, calculs se divisant spontanément dans la vessie. In-8°, 1872.

Traitement de l'uréthrite chronique chez la femme par l'eau de Contrexéville. In-8°, 1874.

Traitement des coliques hépatiques par l'eau de Contrexéville. In-8°. 1878.

Les maladies de la prostate étudiées à Contrexéville (pour paraître prochainement).

Paris. — Typographie A. HENNUYER, rue d'Arcet, 7.

www.ingramcontent.com/pod-product-compliance
Lightning Source LLC
Chambersburg PA
CBHW071907200326
41519CB00016B/4525